脳科学者しのはら先生の

ご長寿 脳活 まちがい探し 日本一周

ふるさとの祭り編

監修 **篠原菊紀**
しのはら・きくのり
公立諏訪東京理科大学教授

ぬり絵・パズル **杉井洋一**

法 研

ご長寿脳活
まちがい探し日本一周
ふるさとの祭り編

はじめに

この本で
脳を活性化させて
人生100年時代を
楽しく過ごしましょう。

認知症を予防したいなら、まずは運動と禁煙

　2019年、WHO（世界保健機関）は、認知機能（あたまの働き）および認知症のリスク低減に関するガイドラインを発表しました。さまざまな研究論文やそれをまとめた解析論文を精査し検討したガイドラインです。それによれば、強く推奨されているのが、運動（有酸素運動や筋トレなど）と禁煙です。ですから、あたまの働きを元気に保ちたい、認知症を予防したいなら、まずは運動と禁煙がおすすめです。

認知的なトレーニングで脳を鍛える

　一方、地中海食※、健康的でバランスのとれた食事、危険で害ある飲酒行動をやめたり減らしたりすること、認知的なトレーニング（いわゆる脳トレ）、過体重・肥満・高血圧・脂質異常・糖尿病への介入が条件付きで推奨されています。いわゆる脳トレが嫌ではない、ストレスではない人には、この本などでしっかり脳を鍛えることがおすすめできます。

※地中海沿岸諸国の伝統的な料理。

まちがい探しでワーキングメモリを活性化

まちがい探しでは、片方の絵を部分的に覚えながら、もう片方の絵のまちがいを5つ探します。このときワーキングメモリといって、記憶や情報を脳にメモしながら知的作業を行う機能を使います。具体的には、右の前頭前野や左右の頭頂連合野がよく活性化します。

また、まちがいをカウントし、「あれ？ まだあるのか」と考える時にも、ワーキングメモリの力が鍛えられます。こうした空間認知の力は年とともに衰えやすく、認知症のスクリーニングテストや、75歳以上の運転免許更新時のテストにも組み込まれていますから、しっかり鍛えましょう。

過去の懐かしい記憶に触れると脳がイキイキする

この本のまちがい探しの題材は「ふるさとの祭り」です。むかし暮らした土地の祭りや、旅で訪れた観光地の祭りがたくさん出てきます。懐かしく思い出されることでしょう。そうした過去の懐かしい記憶に触れることは、脳では大脳辺縁系といって感情にかかわる部分の活動を高めてくれます。その活動で脳がイキイキし、知的な活動をも支えてくれます。また日本一周の旅に出たような気分は、やる気にかかわる脳の線条体の活動を高め、年をとるとなかなか喚起されにくい、やる気を高めてくれます。

脳活・脳トレは遊びながら楽しく取り組むもの

この本は、まちがい探しの後はぬり絵、歴史上の人物探し、似ている人探し、最後はお祭りイラスト事典として、1冊で5度楽しめる構成になっています。脳活・脳トレは遊びながら楽しく取り組むものです。この本で脳を楽しく刺激し、ウォーキングやスクワットなどの運動をしっかり行い、禁煙し、健康的な食事をとり、血圧や血糖値、コレステロール値のコントロールをして、人生100年時代を楽しく過ごしていただけたら幸いです。

けましょう!

ご長寿脳活
まちがい探し日本一周
ふるさとの祭り編

- はじめに … 2
- 日本一周47都道府県
  ぬりつぶしMAP … 4
- 本書の使い方は？… 6

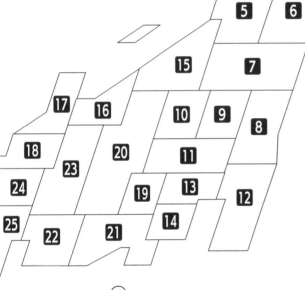

もくじ

○PART 1
北海道・東北編

1 北海道　さっぽろ雪まつり … 8
2 青森県　青森ねぶた祭 … 9
3 岩手県　盛岡さんさ踊り … 10
4 秋田県　男鹿ナマハゲ … 11
5 山形県　山形花笠まつり … 12
6 宮城県　仙台七夕まつり … 13
7 福島県　相馬野馬追 … 14

○PART 2
関東編

8 茨城県　撞舞
　　　　　（八坂神社祇園祭）… 16
9 栃木県　間々田の
　　　　　じゃがまいた … 17
10 群馬県　湯かけ祭り … 18
11 埼玉県　秩父夜祭 … 19
12 千葉県　佐原の大祭 … 20
13 東京都　三社祭 … 21
14 神奈川県　鶴岡八幡宮
　　　　　　例大祭（流鏑馬）… 22

○PART 3
中部編

15 新潟県　長岡まつり … 24
16 富山県　おわら風の盆 … 25
17 石川県　七尾の青柏祭 … 26
18 福井県　勝山左義長まつり … 27
19 山梨県　吉田の火祭 … 28
20 長野県　御柱祭 … 29
21 静岡県　島田大祭（帯まつり）… 30
22 愛知県　熱田まつり（尚武祭）… 31
23 岐阜県　郡上おどり … 32

さあ、日本一周の旅に出か

下の地図で「まちがい探し」が終わった「都道府県」を好きな色にぬってください

ぬりつぶし開始	年 月 日	氏名

○PART 5
中国・四国編

31 鳥取県　鳥取しゃんしゃん祭 … 42
32 島根県　津和野祇園祭（鷺舞神事）… 43
33 岡山県　裸祭り（西大寺会陽）… 44
34 広島県　管絃祭（厳島神社）… 45
35 山口県　防府天満宮御神幸祭 … 46
36 徳島県　阿波おどり … 47
37 香川県　ちょうさ祭 … 48
38 高知県　よさこい祭り … 49
39 愛媛県　新居浜太鼓祭り … 50

○PART 6
九州・沖縄編

40 福岡県　博多祇園山笠 … 52
41 大分県　ケベス祭 … 53
42 佐賀県　伊万里
　　　　　　トンテントン祭り … 54
43 長崎県　精霊流し … 55
44 熊本県　八代妙見祭 … 56
45 宮崎県　宮崎神宮大祭 … 57
46 鹿児島県　せっぺとべ … 58
47 沖縄県　沖縄全島エイサーまつり … 59

○PART 4
近畿編

24 滋賀県　長浜曳山祭 … 34
25 三重県　伊雑宮御田植祭 … 35
26 京都府　祇園祭 … 36
27 奈良県　お水取り … 37
28 和歌山県　那智の扇祭り
　　　　　　　（火祭り）… 38
29 大阪府　大阪天神祭（船渡御）… 39
30 兵庫県　灘のけんか祭り … 40

日本一周47都道府県
ぬりつぶしMAP

○PART 7

今日から楽しくできて
効果実感！
脳活習慣10 … 60

○PART 8

まちがい探し解答編 … 71

本書の使い方は？

まちがい探し。ぬり絵。歴史上の人物探し。似ている人探し。お祭りイラスト事典。

1冊で5回、楽しめます

1 2枚の絵を見比べて、ちがいを探してください。「認知機能」や「ワーキングメモリ機能」が鍛えられます。

各ページには5つのまちがいがあります。どの問題も、落ち着いて探せば見つけやすい、やさしい問題です。まちがい探しに取り組むと、2つの絵を見比べる中で認知機能が鍛えられます。また、一時記憶をしながら何らかの作業を同時に行うことで「ワーキングメモリ」という機能も鍛えられ、前頭葉や側頭葉をはじめとする脳のさまざまな部位が自然に活性化されます。

●まちがい探しのヒント●

あるものが描かれていなかったり、ないものが描かれていたりしませんか？ 人や動物の位置がちがっていませんか？ 落ち着いて探してみましょう。

まちがいが見つかったら、または難しくて見つけられなかったら、本書の巻末の解答編で確認してください。

2 まちがい探しが終わったら、好きな色でぬり絵をしましょう。脳が自然に活性化されます。

ぬり絵も脳活につながります。好きな色で、ふるさとの祭りをぬってみましょう。ふるさとの懐かしい祭りを回想することで、脳が自然に活性化されます。

3 歴史上の人物を探してみましょう。

歴史上の人物や、郷土に関係するものも隠されています。楽しみながら探してみてください。解答は巻末にあります。

4 あなた（あるいは誰か）に似ている人を探してみましょう。

本書の中にはたくさんの方々の笑顔のイラストが登場します。あなた（あるいは誰か）に似ている人がきっと見つかるはず。本書の中で、誰かに似ている人探しの旅に出かけましょう。

5 ぬり絵の後は47都道府県のお祭りイラスト事典になります。お国自慢の会話を交わすことで脳が元気になります。

昔の味の記憶や、訪れたことのある観光地、祭りなどの五感に訴える記憶は、脳活に役立ちます。最下段のワンポイントガイドを参考にお国自慢の会話を交わすことはコミュニケーション向上に役立ち、いっそうの脳活につながります。

PART7では楽しくできて効果実感の脳活習慣10を紹介！

毎日の生活の中で無理なく続けられて、脳活効果の高い「脳活習慣10」を紹介しました。今日からできることを生活の中に取り入れるだけで、毎日がイキイキとしてくるはずです。

○PART **1**

北海道、青森県、岩手県、
秋田県、山形県、宮城県、福島県

北海道・東北編

まちがい探し

1

ふるさとの祭り **北海道 さっぽろ雪まつり**

上の絵と下の絵で、**ちがうところが5つ** あります。
見つけてください。　　　　　… 解答は 72ページ

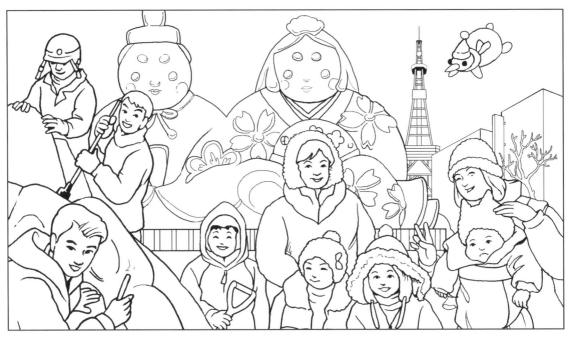

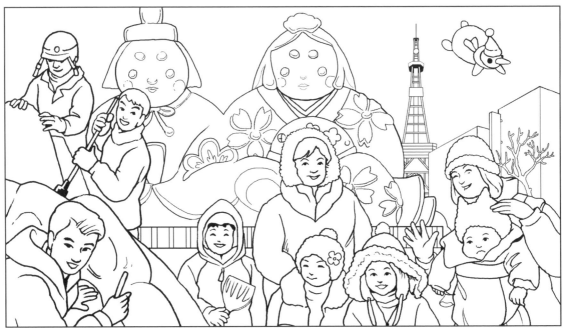

ワンポイントガイド

2月上旬に開催される雪と氷の祭典。1950年に地元の中高生が6基の雪像を大通公園に設置したことがきっかけで始まりました。陸上自衛隊の協力があります。

「巨大な雪や氷の彫像は素晴らしいですね」

まちがい探し 2

ふるさとの祭り **青森県 青森ねぶた祭**

上の絵と下の絵で、**ちがうところが5つ** あります。
見つけてください。　　　　　　　　… 解答は72ページ

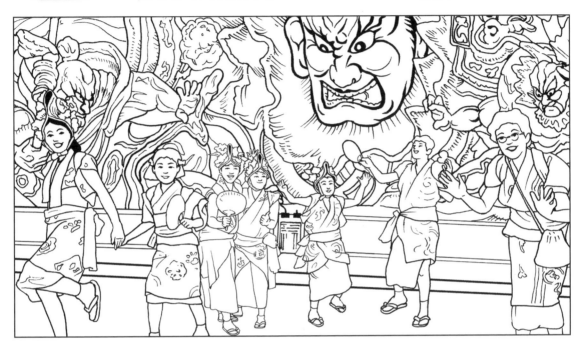

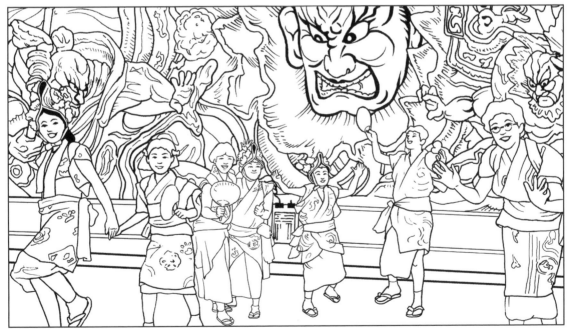

ワンポイントガイド

8月2日〜7日に開催される火祭り。武者や歌舞伎（かぶき）、神話などを題材に作られた
にらみの利いた山車灯籠（だし）は、囃子（はやし）と跳人（はねと）の熱気とともに観る者を圧倒します。

「間近で見るねぶたは迫力がありますね」

まちがい探し 3

年　　月　　日　｜　氏名

ふるさとの祭り　# 岩手県 盛岡さんさ踊り

右の絵と左の絵で、**ちがうところが5つ** あります。
見つけてください。

… 解答は 72 ページ

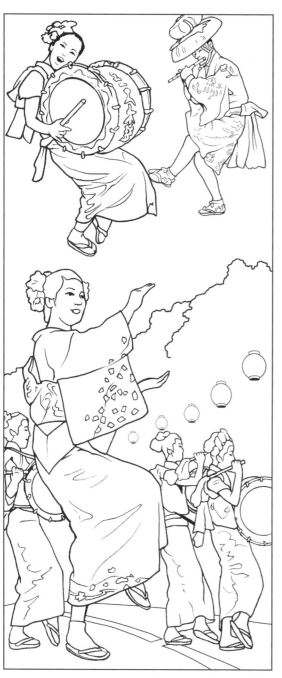
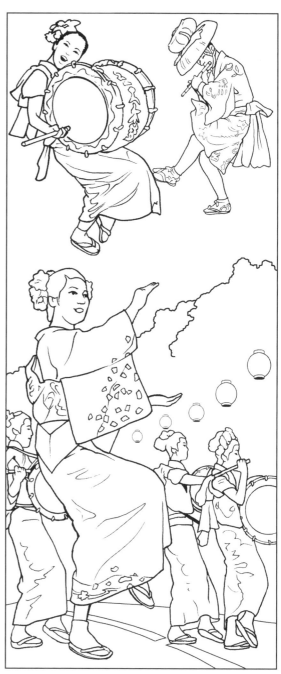

ワンポイントガイド

8月1日〜4日に開催。「サッコラチョイワヤッセ」の掛け声とともにチームで踊ります。世界一の和太鼓数といわれる大パレードはエネルギッシュで迫力満点。

「太鼓の音が街中に響き渡ってワクワクしますね」

年　月　日｜氏名

ふるさとの祭り **秋田県 男鹿ナマハゲ**
_{おが}

上の絵と下の絵で、**ちがうところが5つ** あります。
見つけてください。　　　… 解答は 72ページ

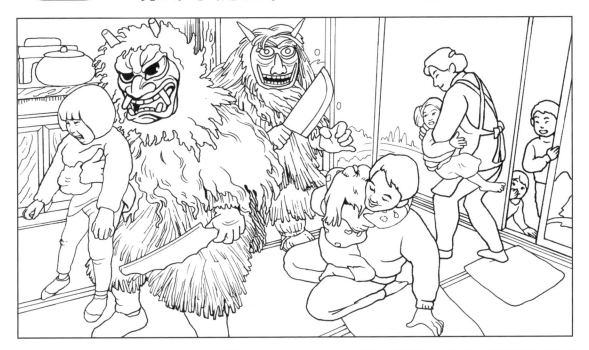

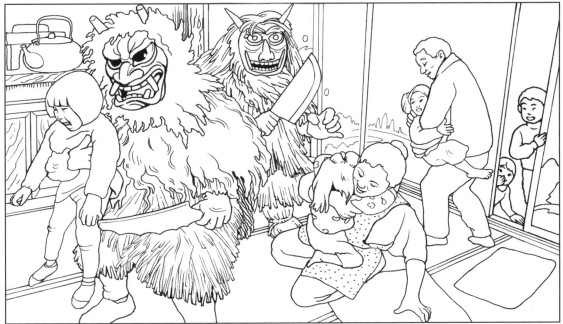

**ワンポイント
ガイド**

男鹿半島の伝統的な民俗行事。大晦日の晩に鬼のような面をつけたナマハゲ（来訪神）が、「泣く子はいねがー」などと大声で叫びながら地域の家々を巡ります。
_{らい}_{ほうしん}

「ナマハゲは恐ろしい風貌ですが、神の使いだそうですね」

年　月　日 ｜ 氏名

ふるさとの祭り **山形県 山形花笠まつり**

上の絵と下の絵で、**ちがうところが5つ** あります。
見つけてください。 … 解答は72ページ

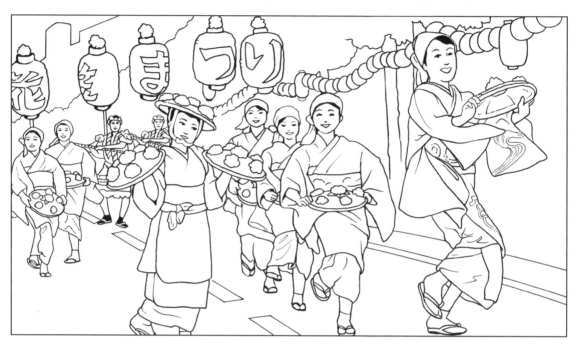

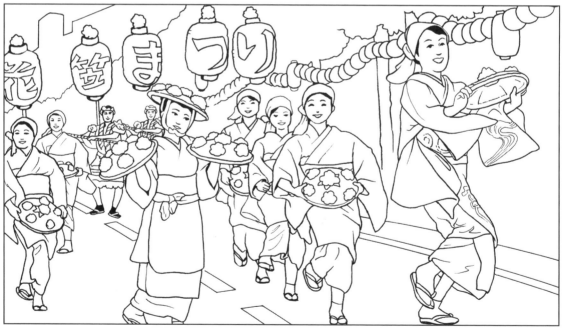

ワンポイントガイド

「ヤッショ、マカショ」の勇ましい掛け声とともに、県花である紅花の花飾りがついた笠を手に花笠音頭に合わせて踊るお祭り。8月5日〜7日に開催されます。

「躍動感あふれる笠回しを見てみたいですね」

まちがい探し 6

ふるさとの祭り **宮城県 仙台七夕まつり**

右の絵と左の絵で、**ちがうところが5つ** あります。
見つけてください。

… 解答は 72ページ

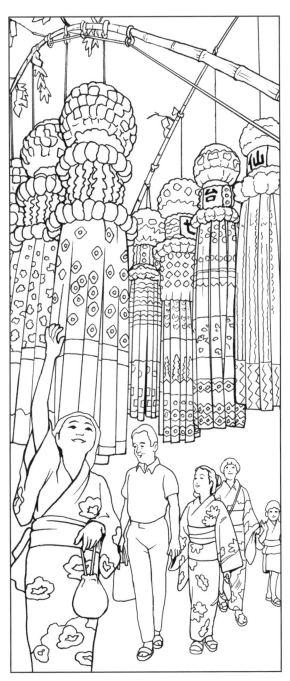
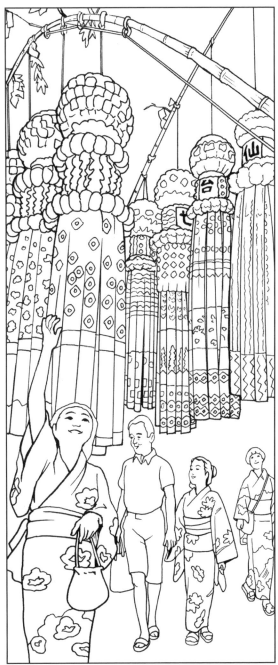

ワンポイントガイド

大規模な飾り付けで有名なアーケード街を中心に、街中が色鮮やかな七夕飾りで
埋め尽くされます。「たなばたさん」とも呼ばれ、8月6日〜8日に行われます。

「色とりどりの七夕飾りがきれいですね」

年　　月　　日｜氏名

ふるさとの祭り **福島県 相馬野馬追**（そうまのまおい）

右の絵と左の絵で、**ちがうところが5つ** あります。
見つけてください。　　　　　　… 解答は73ページ

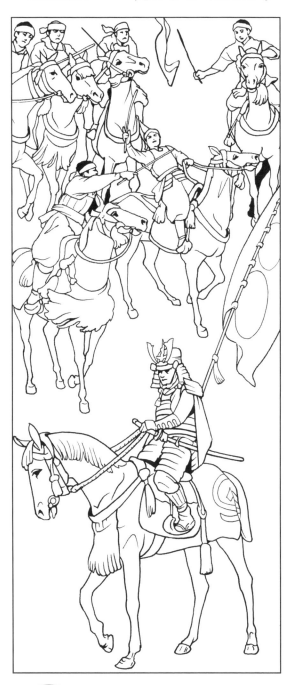
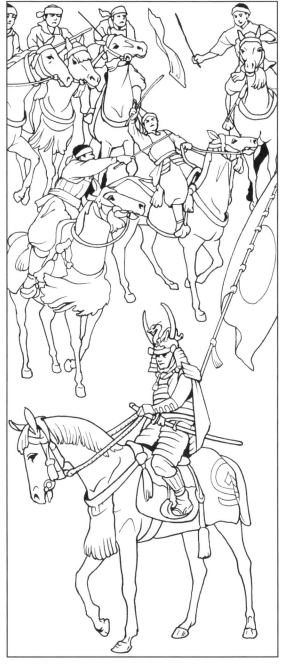

**ワンポイント
ガイド**

相馬氏の祖である平将門が行った軍事訓練に由来、1,000年以上の歴史を誇る祭典。
約400騎の騎馬武者が甲冑（かっちゅう）をまとい、腰に太刀、背に旗指物（はたさしもの）をつけて疾走します。

「甲冑を着た騎馬武者は迫力がありますね」

○PART 2

茨城県、栃木県、群馬県、埼玉県、
千葉県、東京都、神奈川県

関東編

まちがい探し 8

ふるさとの祭り **茨城県 撞舞（八坂神社祇園祭）**
つくまい　やさか　　ぎおん

右の絵と左の絵で、**ちがうところが5つ** あります。
見つけてください。　　　　　　… 解答は73ページ

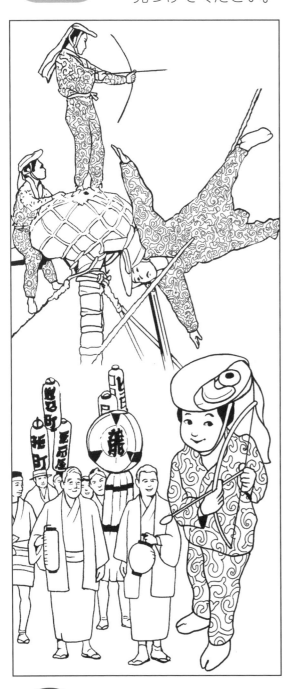
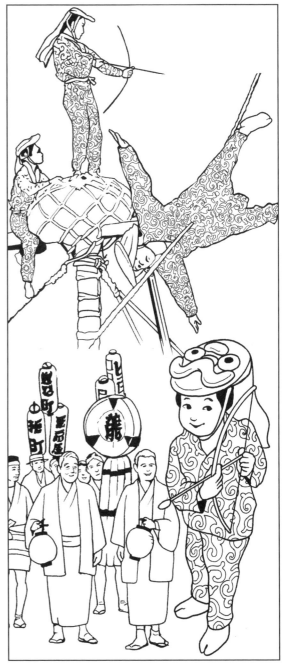

ワンポイントガイド

龍ヶ崎市の文化遺産で、祇園祭最終日に行われる雨乞い・五穀豊穣を祈願する神事。雨蛙に扮した舞男が高さ14mの柱の上から矢を放ち、曲芸を披露します。
まいおとこ

「柱の上での逆立ちは息をのみますね」

年　月　日　氏名

ふるさとの祭り　**栃木県 間々田のじゃがまいた**

上の絵と下の絵で、**ちがうところが5つ** あります。
見つけてください。　　　　　… 解答は73ページ

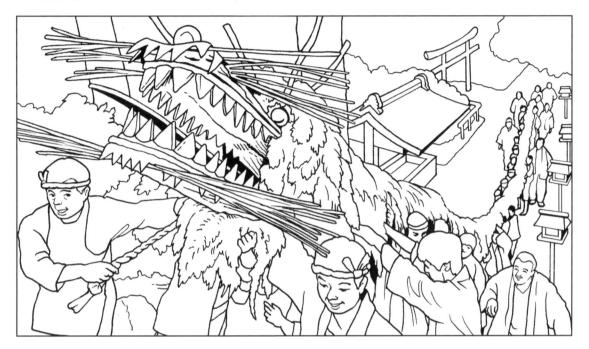

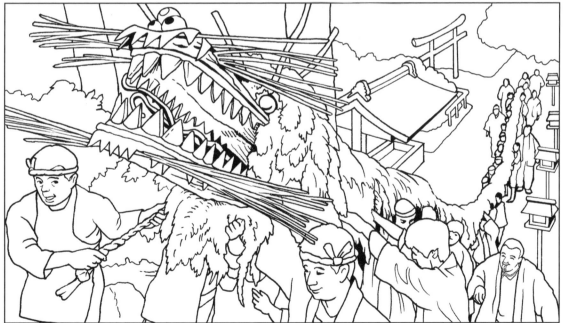

ワンポイントガイド

5月5日に行われる関東有数の奇祭。稲藁やシダなどで作った蛇と呼ばれる竜頭
蛇体を担いで地区内を練り歩き、五穀豊穣・疫病退散などを祈願します。

「巨大な蛇が大集合する様子は壮観ですね」

年　　月　　日 ｜ 氏名

ふるさとの祭り **群馬県 湯かけ祭り**

上の絵と下の絵で、**ちがうところが5つ** あります。
見つけてください。 … 解答は73ページ

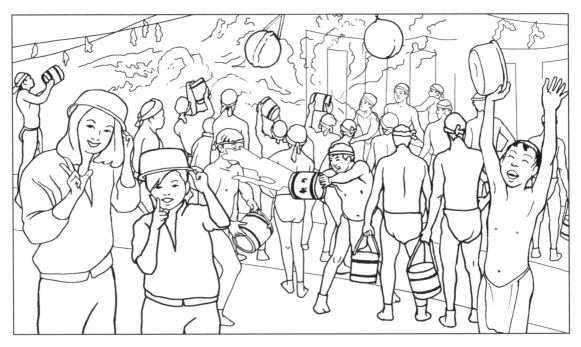

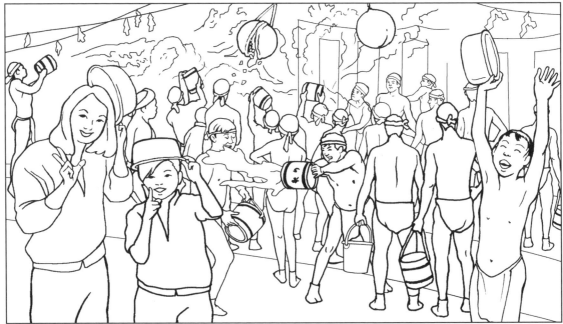

ワンポイントガイド

裸祭りとしても有名な奇祭。1月20日（大寒の頃）の早朝にふんどし姿の集団が
「お祝いだ！」と叫びながら盛大に湯を掛け合い、温泉の恵みに感謝します。

「見物客にも容赦なくお湯をかけるそうですね」

年　月　日 ｜ 氏名

ふるさとの祭り　埼玉県 秩父夜祭
（ちちぶ よまつり）

上の絵と下の絵で、**ちがうところが5つ** あります。
見つけてください。　　　… 解答は 73 ページ

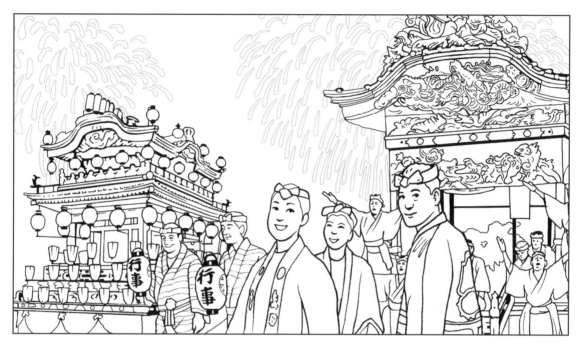

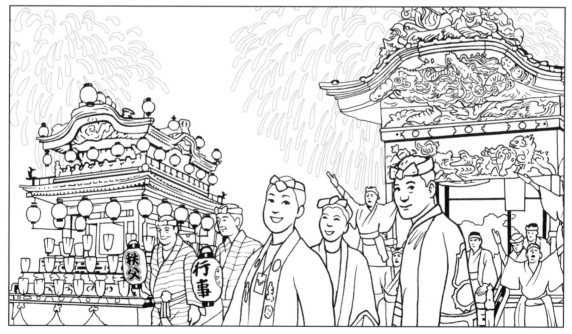

ワンポイント
ガイド

秩父神社の例祭で12月の打ち上げ花火が印象的。屋台囃子の音色を響かせなが
ら、動く陽明門といわれるほど豪華絢爛な山車（笠鉾・屋台）が曳行されます。
（ごうかけんらん　だし　かさぼこ）

「夜を彩る豪華な山車と花火はきれいでしょうね」

年　月　日　氏名

ふるさとの祭り **千葉県 佐原の大祭**
（さわら）

右の絵と左の絵で、**ちがうところが5つ** あります。
見つけてください。

… 解答は73ページ

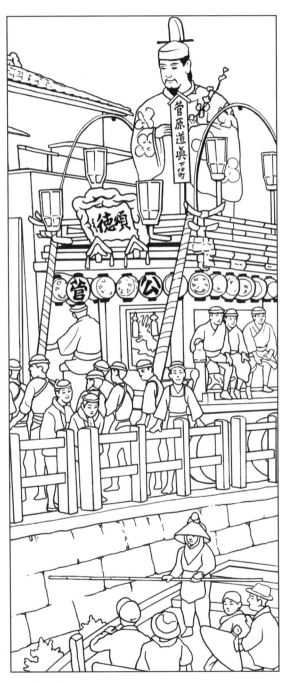
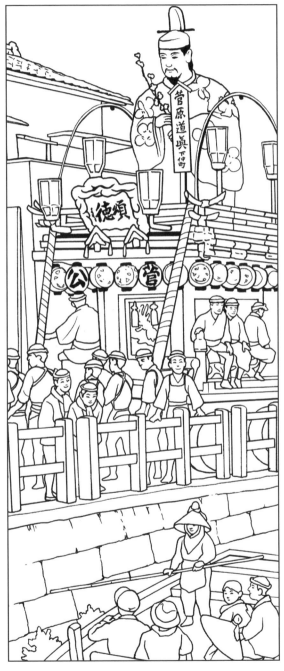

**ワンポイント
ガイド**

山車の上段には歴史上の人物などの大人形が飾られ、下段で佐原囃子を奏でなが
ら曳行します。7月の八坂神社祇園祭と10月の諏訪神社の秋祭りからなります。

「大人形が飾られた山車というのは珍しいですね」

年　月　日 ｜ 氏名

ふるさとの祭り **東京都 三社祭**(さんじゃ)

右の絵と左の絵で、**ちがうところが5つ** あります。
見つけてください。　　　… 解答は74ページ

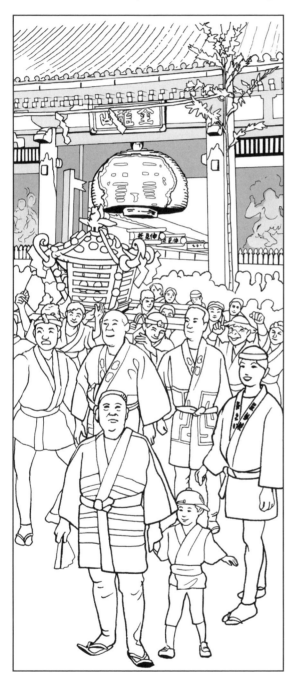
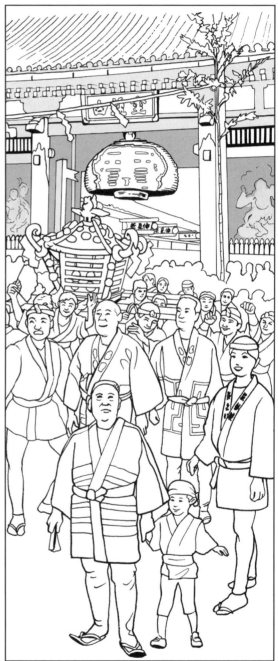

1312年に神輿(みこし)を船にのせて隅田川を渡御(とぎょ)した船祭が起源。浅草神社の氏子44ヶ町を中心に5月の第3金・土・日曜日に行われる神輿渡御を主とする祭礼です。

「三社祭の期間は街全体がお祭りムードに包まれますね」

まちがい探し 14

ふるさとの祭り　**神奈川県 鶴岡八幡宮例大祭（流鏑馬）**

上の絵と下の絵で、**ちがうところが5つ** あります。
見つけてください。　　　　　　　… 解答は 74ページ

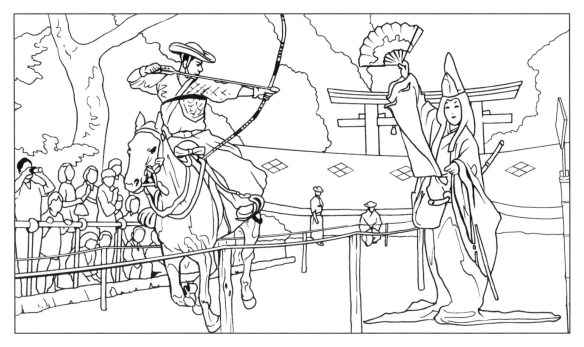

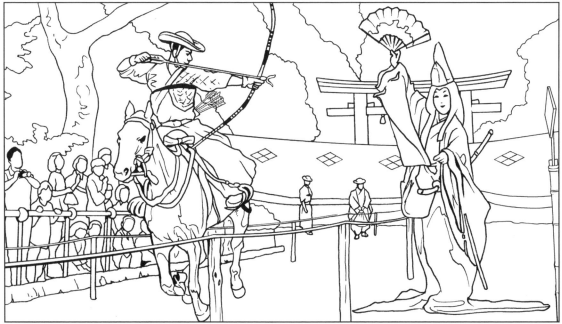

ワンポイントガイド　1187年に源頼朝が催した放生会と流鏑馬を起源とする伝統ある例大祭です。緋袴姿で行われる八乙女舞や鎌倉武士の狩装束で行われる流鏑馬神事が奉納されます。

「馬上から的を射貫く姿はかっこいいですね」

○ PART 3

新潟県、富山県、石川県、福井県、
山梨県、長野県、静岡県、
愛知県、岐阜県

中部編

年　　月　　日 ｜ 氏名

ふるさとの祭り **新潟県 長岡まつり**

右の絵と左の絵で、**ちがうところが5つ** あります。
見つけてください。　　　　… 解答は74ページ

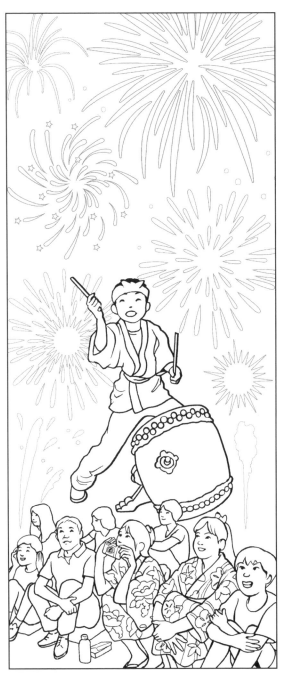
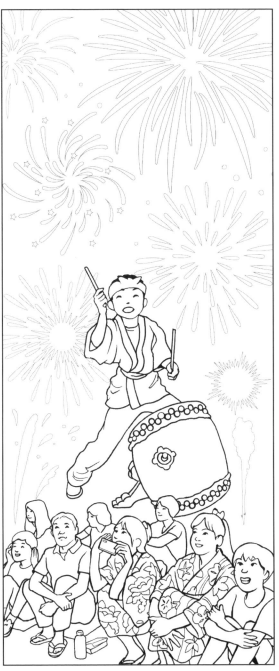

**ワンポイント
ガイド**

長岡空襲の翌1946年開催の長岡復興祭が前身です。期間中に信濃川の河川敷で
行われる花火大会では、慰霊と平和を祈念して無数の花火が打ち上げられます。
「夜空を彩る大輪の花火はきれいですね」

年　　月　　日 ｜ 氏名

ふるさとの祭り **富山県 おわら風の盆**

上の絵と下の絵で、**ちがうところが５つ** あります。
見つけてください。

… 解答は 74ページ

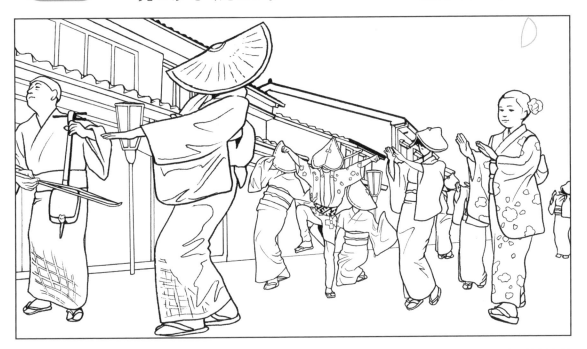

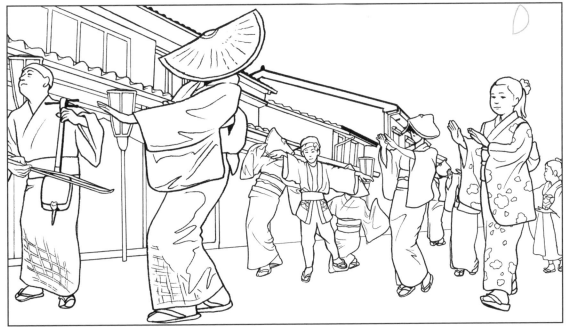

八尾地区で豊作を願い行われる伝統行事。編み笠を目深にかぶった踊り手が、三味線や胡弓の音色と越中おわら節の唄に合わせて、優雅な舞を披露します。

「幻想的で優雅なおわらは印象深いですね」

まちがい探し

17

年　月　日｜氏名

ふるさとの祭り **石川県 七尾の青柏祭**
（ななお）（せいはくさい）

上の絵と下の絵で、**ちがうところが5つ** あります。
見つけてください。

… 解答は 74ページ

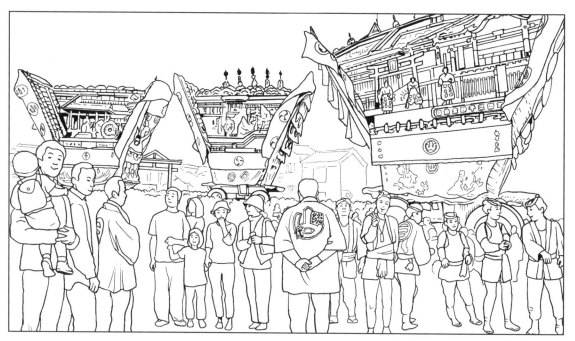

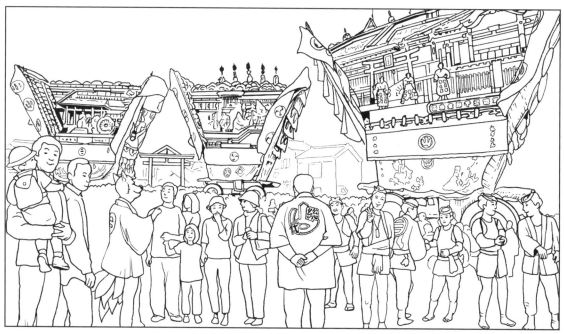

大地主神社の例大祭。高さ12m、重さ20tの日本最大といわれる山車「でか山」
（おおとこぬし）　　　　　　　　　　　　　　　　　　　　　　　　　　　（だし）
3台が、建物すれすれに路地を曳行されます。辻回しと呼ばれる方向転換は必見です。

「狭い路地を移動するでか山は、迫力がありますね」

年　　月　　日 | 氏名

ふるさとの祭り　**福井県 勝山左義長まつり**
（かつやまさぎちょう）

右の絵と左の絵で、**ちがうところが5つ** あります。
見つけてください。　　　… 解答は74ページ

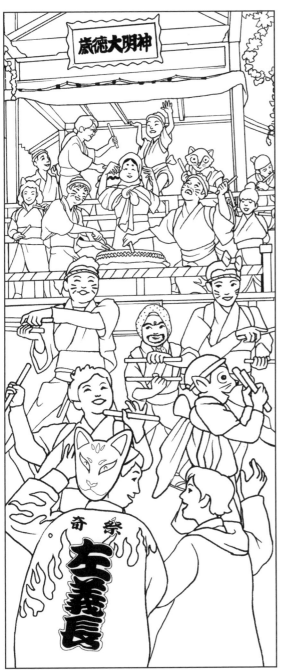

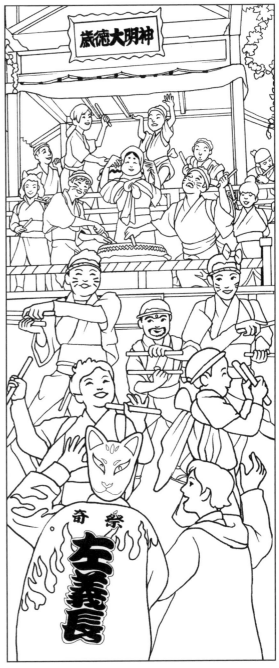

ワンポイントガイド

江戸時代から300年以上にわたって続く奇祭。12基の櫓（やぐら）の上で赤い長襦袢（ながじゅばん）姿の大人たちが子どもを交え、囃子に合わせて独特のおどけ仕草で一日中浮かれます。

「おどけた仕草や浮かれた様子が面白いですね」

年　　月　　日 ｜ 氏名

ふるさとの祭り　**山梨県 吉田の火祭**

右の絵と左の絵で、**ちがうところが5つ** あります。
見つけてください。

… 解答は 75 ページ

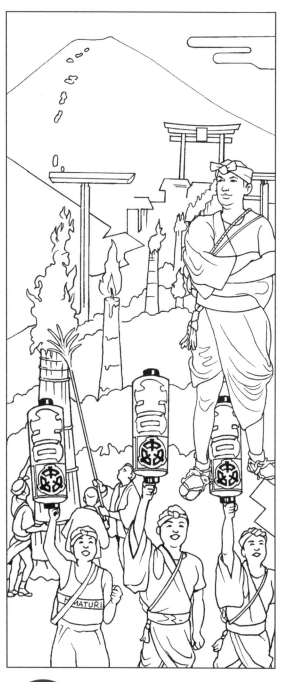 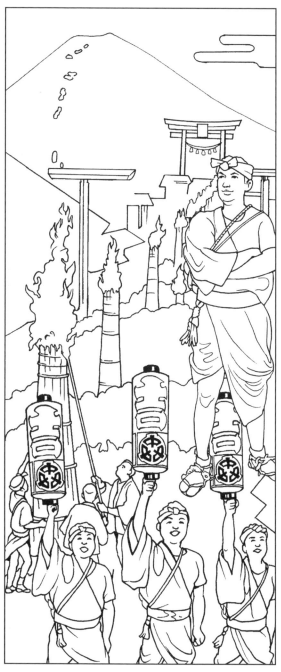

**ワンポイント
ガイド**

8月26・27日に行われる鎮火祭。富士山の山じまいの祭りで、3ｍもの大松明（たいまつ）が
約80本奉納され、富士山の山小屋や個人宅でも松明が焚き上げられます。

「富士山の噴火を鎮めるためのお祭りだそうですね」

年　月　日 ｜ 氏名

ふるさとの祭り **長野県 御柱祭**（おんばしら）

上の絵と下の絵で、**ちがうところが5つ** あります。
見つけてください。　　　… 解答は 75ページ

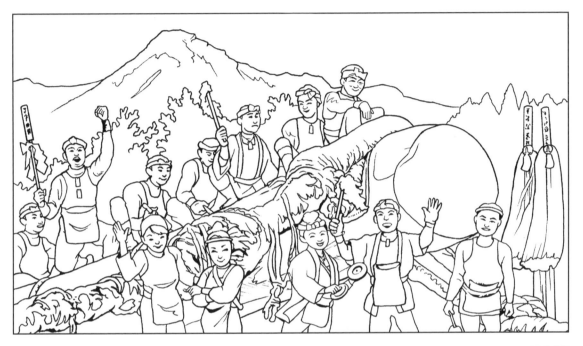

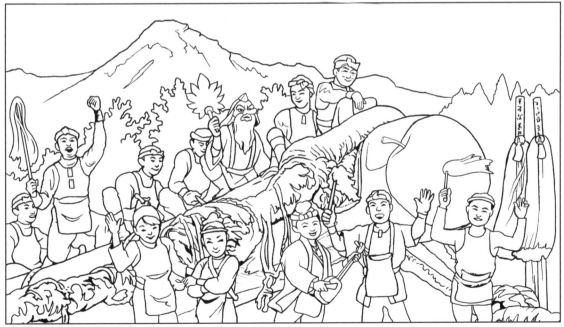

ワンポイントガイド

寅（とら）・申（さる）年の7年ごとに行われる諏訪大社式年造営御柱大祭。樅（もみ）の大木16本を山から里へ曳き出し、木落し・川越しを経て、各社殿の四隅に神木として建てます。

「急坂を一気に滑り降りる木落しは豪快で迫力満点ですね」

年　　月　　日　氏名

ふるさとの祭り **静岡県 島田大祭（帯まつり）**

右の絵と左の絵で、**ちがうところが5つ** あります。
見つけてください。

… 解答は 75ページ

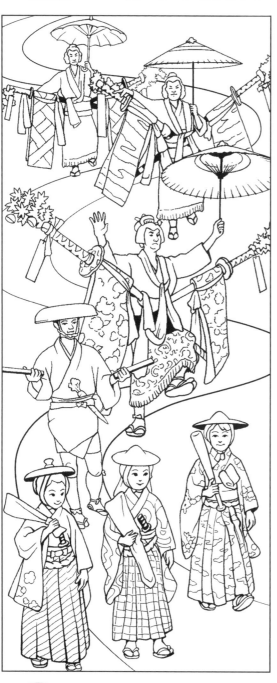
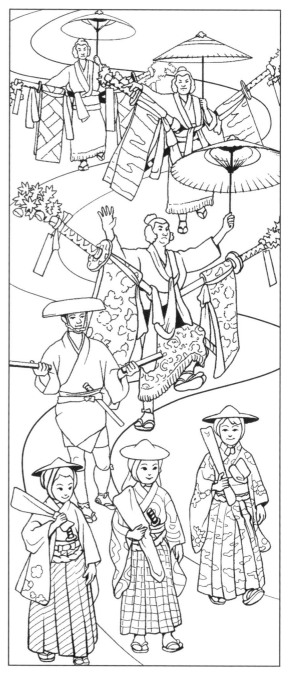

ワンポイント
ガイド

3年に1度、10月中旬に開催される大井神社の奇祭。最終日に行われる大名行列
では、神輿渡御の警護役である大奴が、豪華な帯を太刀に下げて練り歩きます。

「大奴が太刀に下げているのは安産祈願の帯だそうですね」

年　　月　　日｜氏名

ふるさとの祭り **愛知県 熱田まつり（尚武祭）**

あつた　しょうぶさい

右の絵と左の絵で、**ちがうところが5つ** あります。
見つけてください。　　　　　… 解答は75ページ

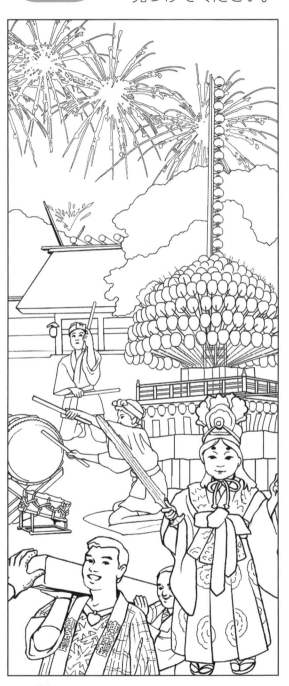
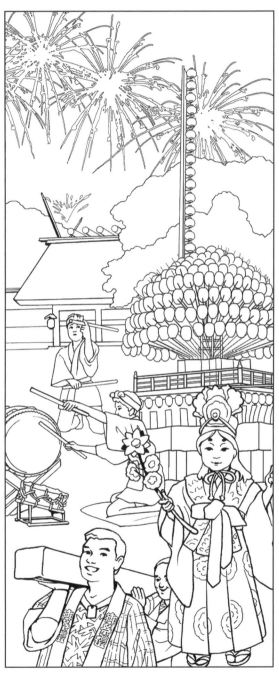

ワンポイント
ガイド

6月5日に行われる熱田神宮例祭。勅使が参向し皇室の繁栄や国家の平安が祈願されます。夕刻になると献灯まきわらが奉納点灯され、花火大会が行われます。

ちょくし　さんこう　けんとう

「献灯まきわらの明かりは幻想的で美しいですね」

年　　月　　日 ｜ 氏名

ふるさとの祭り **岐阜県 郡上おどり**
（ぐ じょう）

上の絵と下の絵で、**ちがうところが5つ** あります。
見つけてください。
　　　　　　　　　　　　… 解答は 75 ページ

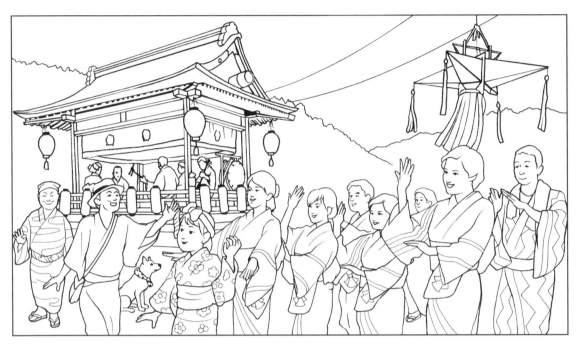

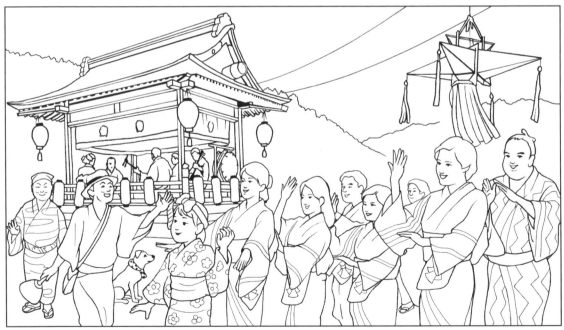

ワンポイント
ガイド

7月中旬〜9月上旬にかけて郡上八幡で開催される盆踊り。境内・道路・駐車場
など開催日ごとに会場を移し、お盆4日間は夜通し踊る徹夜踊りが行われます。

「みんなで踊る郡上おどりは楽しそうですね」

○PART 4

滋賀県、三重県、京都府、奈良県、
和歌山県、大阪府、兵庫県

近畿編

年　　月　　日｜氏名

ふるさとの祭り　**滋賀県 長浜曳山祭**（ながはまひきやままつり）

右の絵と左の絵で、**ちがうところが5つ** あります。
見つけてください。

… 解答は 75 ページ

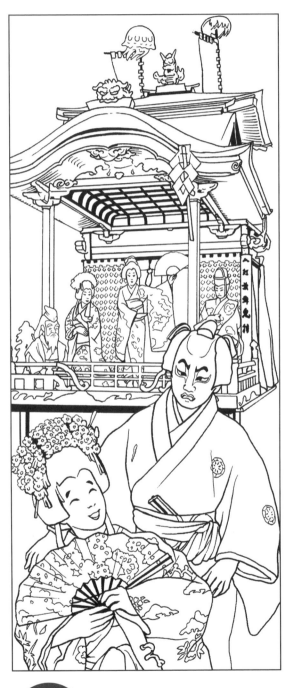
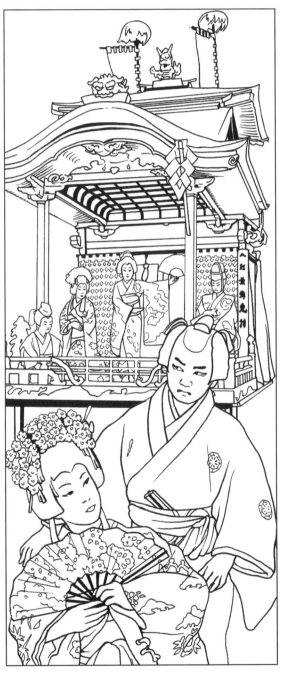

**ワンポイント
ガイド**

長浜八幡宮（長浜市宮前町）の祭礼。華やかな彫刻や絵画で彩られた曳山（祭り
に用いられる山車（だし））を舞台にして演じられる「子ども歌舞伎（かぶき）」が見どころです。

「厳しい稽古（けいこ）を積んだ子どもたちの歌舞伎は見事ですね」

年　月　日｜氏名

ふるさとの祭り **三重県 伊雑宮御田植祭**
（いざわのみや おたうえ）

上の絵と下の絵で、**ちがうところが5つ** あります。
見つけてください。　　　… 解答は 76 ページ

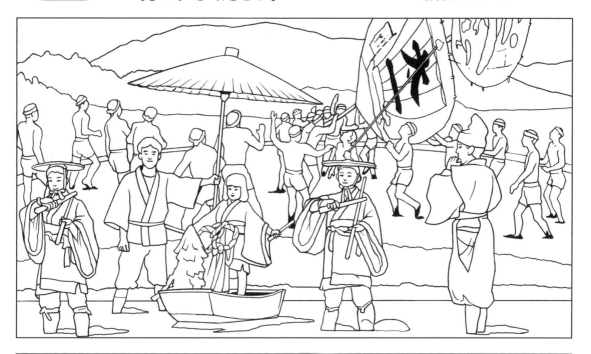

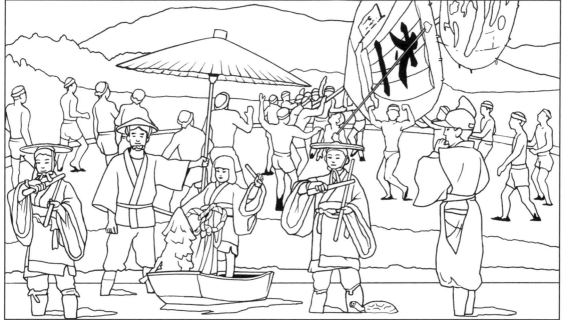

**ワンポイント
ガイド**

豊穣を祈願する神事。男たちが大きな団扇をつけた竹を奪い合う「竹取神事」、白
い着物に赤いたすきをかけた早乙女たちによる「御田植神事」などが行われます。

「大きな団扇を奪い合う様子は迫力がありますね」

年	月	日	氏名

まちがい探し 26

ふるさとの祭り **京都府 祇園祭（ぎおん）**

右の絵と左の絵で、**ちがうところが5つ** あります。
見つけてください。

… 解答は 76 ページ

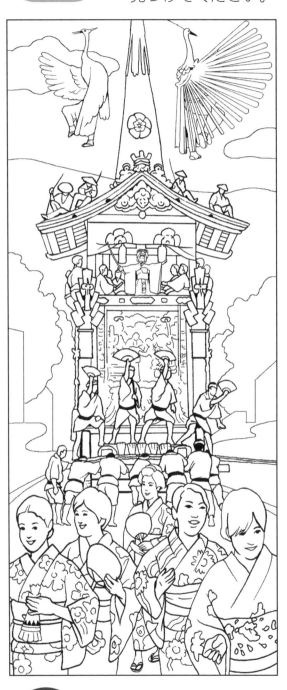
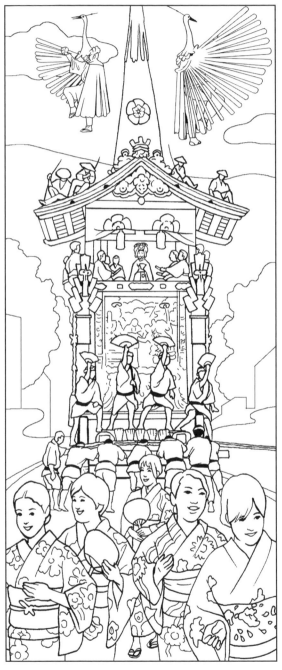

ワンポイントガイド

1,000年以上の歴史を有する八坂神社（やさか）（京都市東山区）の祭礼で、例年7月、1カ月間にわたって多彩な祭事が行われます。豪華絢爛（ごうかけんらん）な装飾の山鉾（やまぼこ）巡行が見どころ。

「祇園囃子の『コンチキチン』という鉦（かね）の音は風情がありますね」

年　月　日｜氏名

ふるさとの祭り　**奈良県 お水取り**

上の絵と下の絵で、**ちがうところが5つ** あります。
見つけてください。　　　　　　… 解答は 76ページ

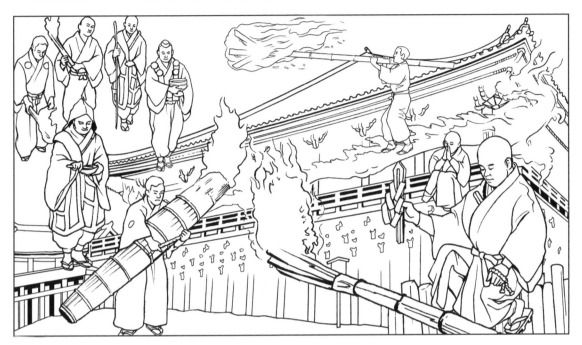

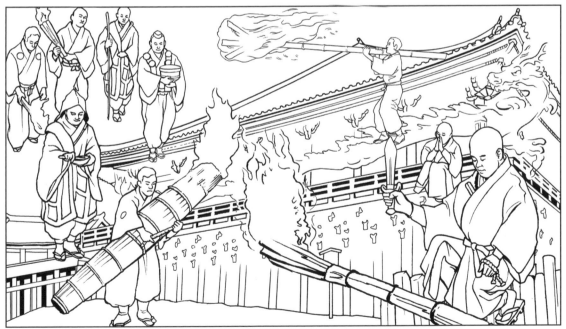

1,200年以上続く伝統行事で、例年3月に東大寺二月堂で行われます。巨大な松明（たいまつ）の火の粉を浴びると、無病息災のご利益があるといわれています。

「お松明の火の粉は美しいですね」

28

ふるさとの祭り　**和歌山県 那智の扇祭り（火祭り）**
<small>なち おうぎ</small>

年　　月　　日　氏名

上の絵と下の絵で、**ちがうところが5つ** あります。
見つけてください。　　　　　… 解答は76ページ

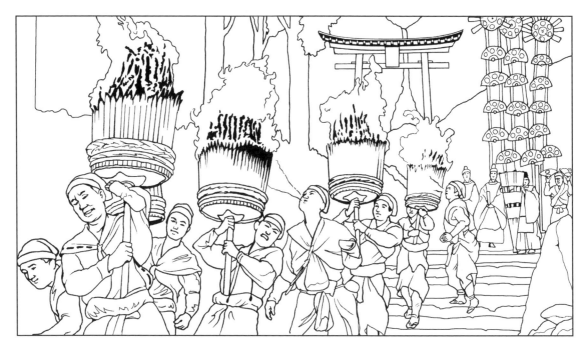

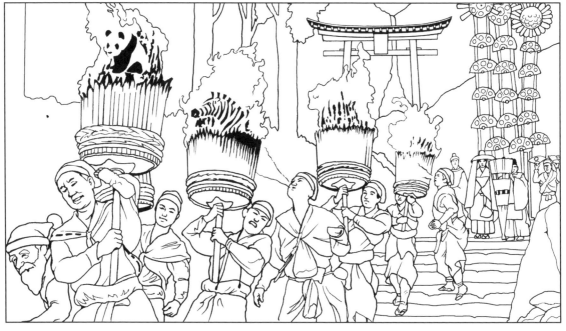

ワンポイントガイド　熊野那智大社の例大祭。那智の滝の姿を表した扇神輿を迎えるため、大きな松明
<small>たいまつ</small>
を抱えた白装束の男たちが威勢のよい掛け声とともに参道を練り歩きます。

「『ハーリャ、ハーリャ』の掛け声と松明の列が印象深いですね」

年　月　日　氏名

ふるさとの祭り　**大阪府 大阪天神祭（船渡御）**
ふなとぎょ

上の絵と下の絵で、**ちがうところが5つ** あります。
見つけてください。

… 解答は76ページ

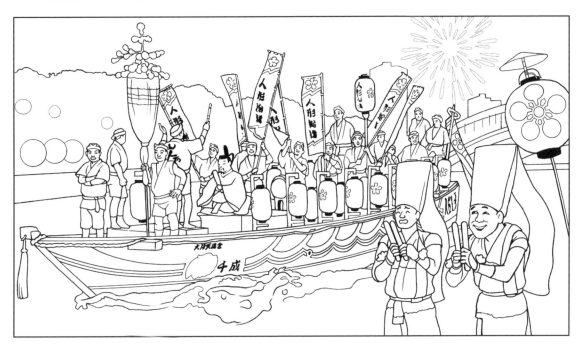

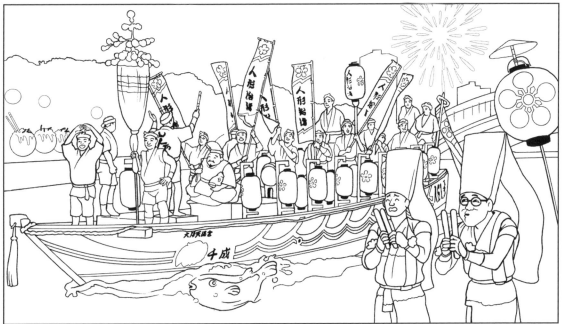

ワンポイントガイド

全国の天満宮で行われる天神祭の中でも屈指の規模を誇ります。100隻もの船が大川を行き交う「船渡御」は、かがり火やたくさんの打ち上げ花火で彩られます。
「**打ち上げ花火が水面に映ってきれいでしょうね**」
みなも

年　月　日｜氏名

ふるさとの祭り **兵庫県 灘のけんか祭り**

右の絵と左の絵で、**ちがうところが5つ** あります。
見つけてください。　　　　　… 解答は76ページ

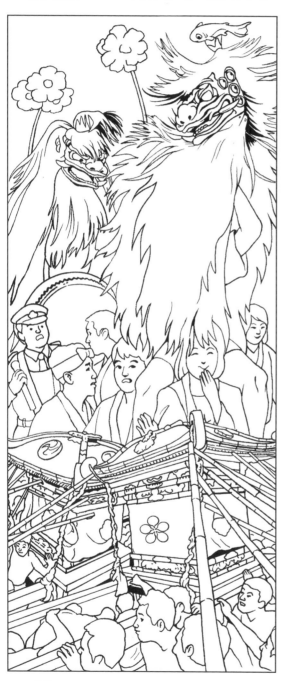
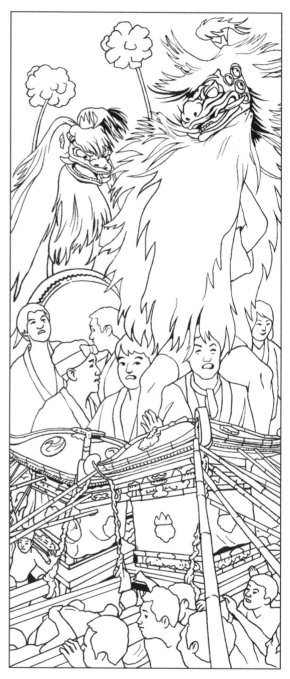

ワンポイント
ガイド

松原八幡神社（姫路市白浜町）で行われる秋季例祭。神輿を激しくぶつけ合う勇
壮な神事として知られるほか、絢爛たる屋台が盛大に練り競う様も迫力満点です。

「けんか祭りの『ヨーイヤサー』の掛け声はワクワクしますね」

○PART 5

鳥取県、島根県、
岡山県、広島県、山口県、
徳島県、香川県、高知県、愛媛県

中国・四国編

まちがい探し 31

ふるさとの祭り **鳥取県 鳥取しゃんしゃん祭**

右の絵と左の絵で、**ちがうところが5つ** あります。
見つけてください。

… 解答は 77 ページ

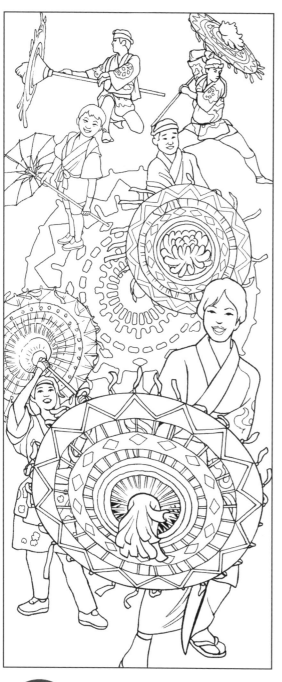
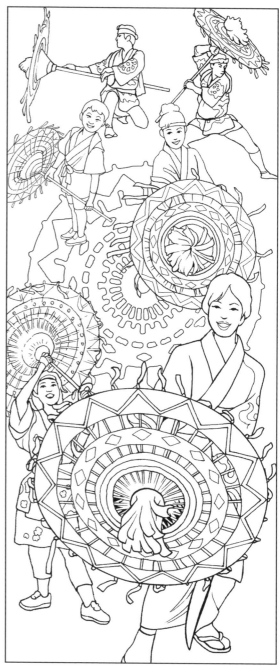

ワンポイントガイド

見どころは、約4,000人もの踊り子による傘踊り。鳥取県東部地方の伝統芸能「因幡（いなば）の傘踊り」の傘をもとにして作られた「しゃんしゃん傘」の鈴の音が響きます。

「傘踊りの『しゃんしゃん』という鈴の音が耳に残りますね」

年　月　日 ｜ 氏名

ふるさとの祭り　**島根県 津和野祇園祭（鷺舞神事）**
（つわのぎおん）（さぎまいしんじ）

右の絵と左の絵で、**ちがうところが5つ** あります。
見つけてください。

… 解答は 77 ページ

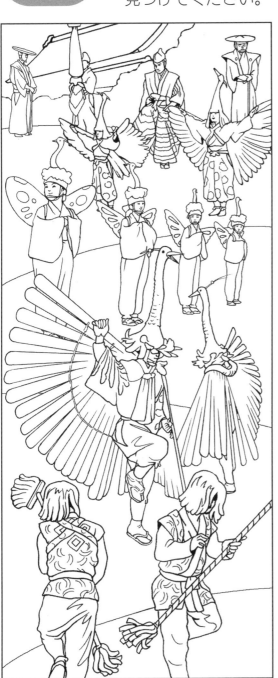
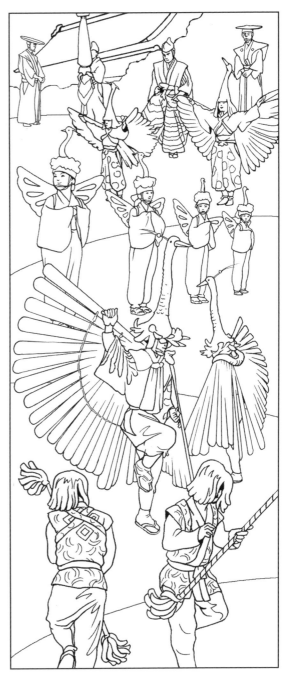

**ワンポイント
ガイド**

弥栄神社（鹿足郡津和野町）に伝わる古典芸能神事。幻想的な装束を身に着けて
雌雄の鷺に扮した2人の舞方が、唄や囃子に合わせて優美な舞を披露します。
（やさか）（かのあしぐん）

「鷺の翼のような白い装束がきれいですね」

ふるさとの祭り　**岡山県 裸祭り（西大寺会陽）**

上の絵と下の絵で、**ちがうところが5つ**あります。
見つけてください。
　　　　　　… 解答は 77 ページ

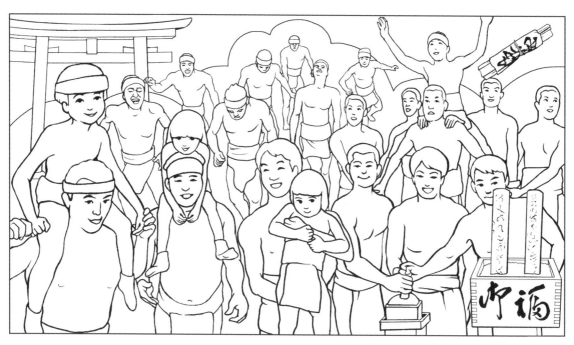

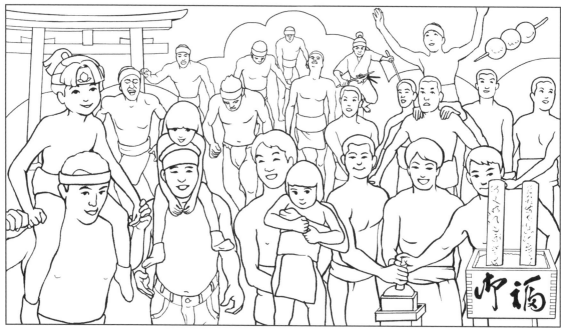

ワンポイントガイド

本堂御福窓から投下される宝木をまわし姿の男たちが大勢で奪い合います。宝木を取った「福男」は福を得られるとか。奈良時代から続く祭りといわれます。

「『ワッショワッショ』の掛け声と熱気がすごいですね」

年　　月　　日　｜氏名

ふるさとの祭り　**広島県 管絃祭（厳島神社）**
かんげん　　　　　いつくしま

上の絵と下の絵で、**ちがうところが5つ** あります。
見つけてください。　　　　　… 解答は 77 ページ

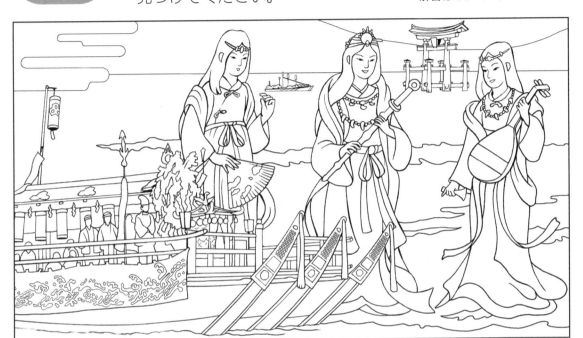

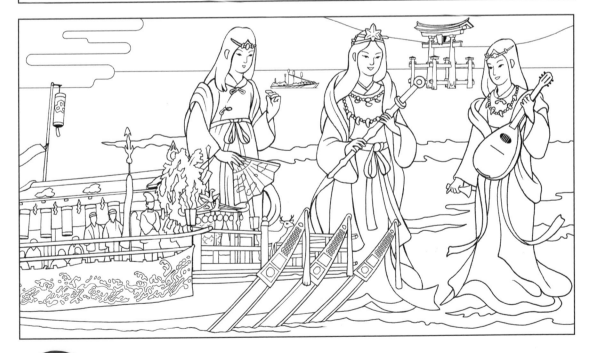

ワンポイント ガイド

平安時代に貴族が催していた「管絃遊び」（池や川に船を浮かべて合奏する遊び）によって、厳島神社の祀神を慰める神事。平清盛が始めた祭りとされています。
さいじん

「笛や琵琶の音色は風情がありますね」

年　　月　　日　氏名

ふるさとの祭り　山口県 防府天満宮御神幸祭
（ほうふ）（ごじんこうさい）

右の絵と左の絵で、**ちがうところが5つ** あります。
見つけてください。

… 解答は 77 ページ

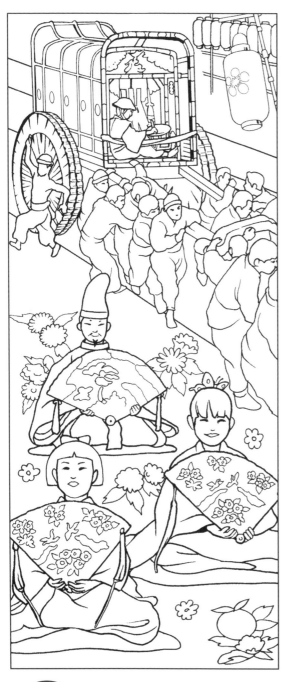
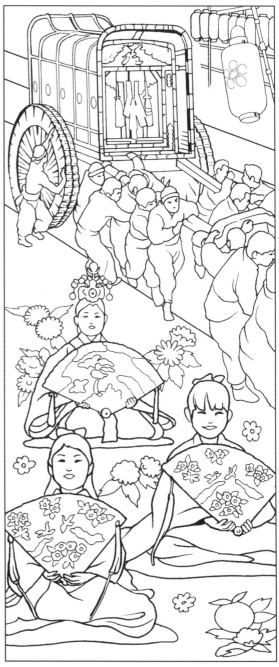

**ワンポイント
ガイド**

罪を着せられて太宰府（だざいふ）で没した菅原道真公に無実を報告し、慰めるために始まっ
たそう。白装束の男たち（裸坊）（はだかぼう）が御網代輿（おあじろこし）を引いて練り歩きます。別名・裸坊祭。

「『兄弟ワッショイ』の掛け声が勇ましいですね」

年　月　日　氏名

ふるさとの祭り　**徳島県 阿波おどり**

右の絵と左の絵で、**ちがうところが5つ** あります。
見つけてください。　　　　… 解答は 77ページ

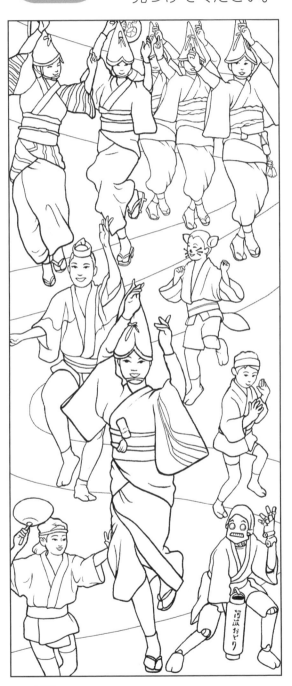
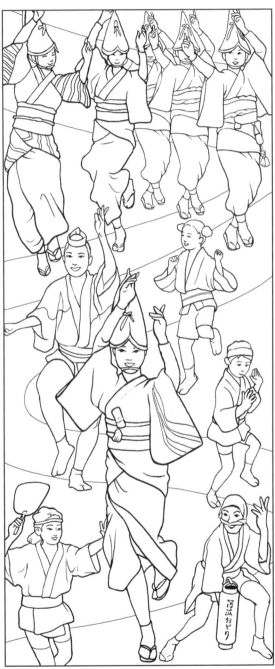

**ワンポイント
ガイド**

鉦（かね）や太鼓、横笛、三味線といった「鳴り物」の伴奏による軽快なリズムで、「連（れん）」
と呼ばれる踊り手の集団が踊り歩きます。約400年の歴史を持つといわれます。

「『ヤットサー』の掛け声で踊るのは楽しいでしょうね」

37

ふるさとの祭り **香川県 ちょうさ祭**

上の絵と下の絵で、**ちがうところが5つ** あります。
見つけてください。

… 解答は 78 ページ

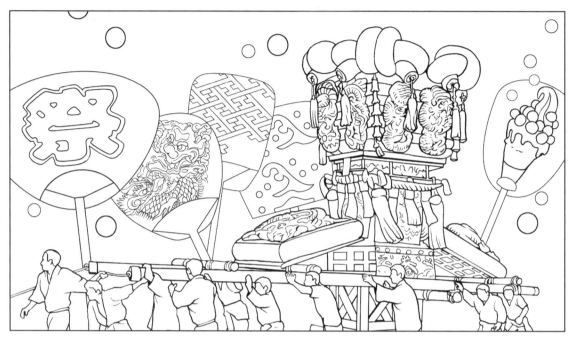

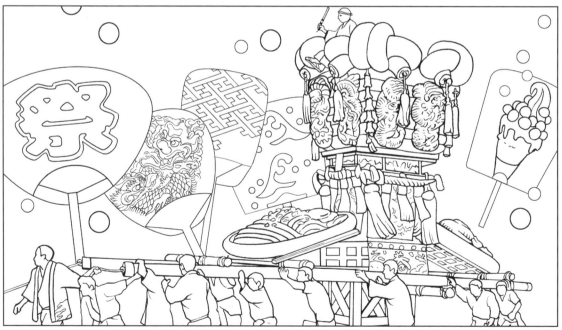

ワンポイント
ガイド

「ちょうさ（太鼓台）」とは山車の一種で、内部に太鼓を積んだものをいいます。
各地区で揃いの法被を着てちょうさを担ぎ、太鼓を鳴らしながら練り歩きます。

「太鼓の音で祭りの気分が高まりますね」

年　　月　　日 ｜ 氏名

ふるさとの祭り **高知県 よさこい祭り**

右の絵と左の絵で、**ちがうところが5つ** あります。
見つけてください。

… 解答は 78ページ

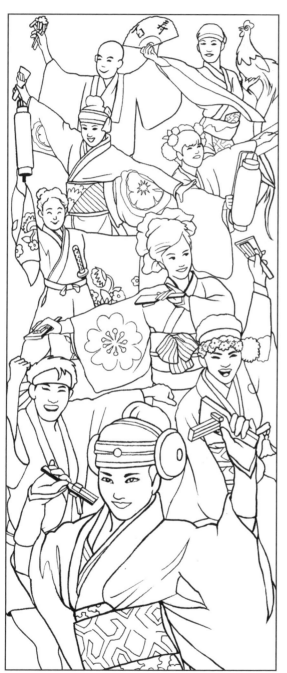
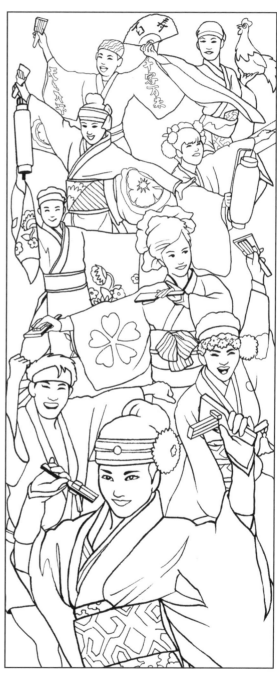

ワンポイント
ガイド

1954年8月、市民の健康と地域振興を願い、高知商工会議所が中心となって発足。
鳴子（防鳥用の農具）を持ったたくさんの踊り子が、華やかに舞い踊ります。

「『ヨッチョレヨ』『ヨイヤサノサノ』の掛け声がにぎやかですね」

年　　月　　日｜氏名

ふるさとの祭り　**愛媛県 新居浜太鼓祭り**
（にいはま）

上の絵と下の絵で、**ちがうところが5つ** あります。
見つけてください。　　　　　… 解答は 78 ページ

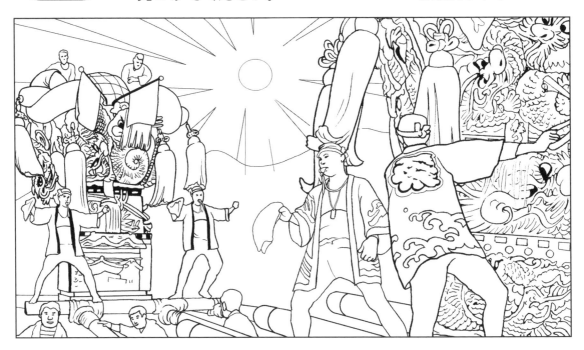

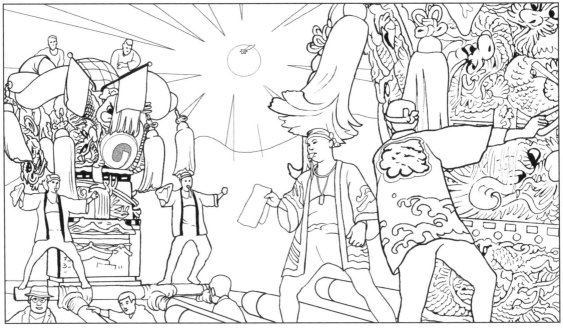

 ワンポイントガイド　太鼓台の装飾は地域経済の発展とともに豪華になっていったそう。約3tもの太鼓台を肩に担ぎ上げ、高く持ち上げる様を競い合う「かきくらべ」は勇壮です。

「太鼓台の豪華な飾り幕が美しいですね」

○PART 6

福岡県、大分県、佐賀県、長崎県、
熊本県、宮崎県、鹿児島県、沖縄県

九州・沖縄編

年　　月　　日　｜　氏名

ふるさとの祭り　**福岡県 博多祇園山笠**
（はかたぎおんやまがさ）

右の絵と左の絵で、**ちがうところが5つ** あります。
見つけてください。

… 解答は78ページ

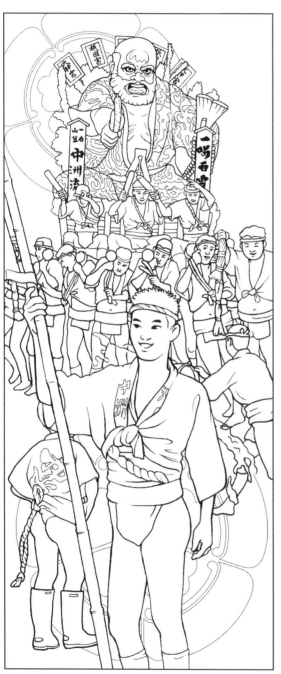
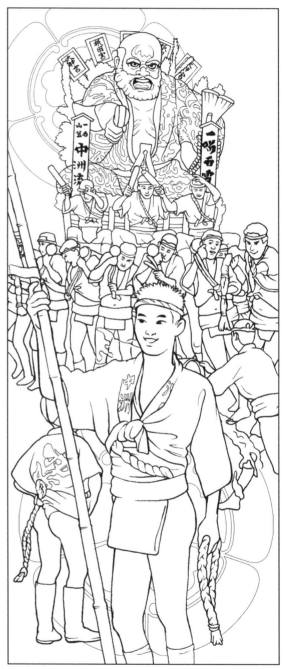

ワンポイント
ガイド

櫛田（くしだ）神社（福岡市博多区）の奉納神事。山笠を担いだ男たちが夜明け前の博多の街を全力で駆け抜ける「追い山」は迫力満点。700年以上の伝統を誇る祭りです。

「『オッショイ』の掛け声を聞くとワクワクしますね」

ふるさとの祭り　# 大分県 ケベス祭

右の絵と左の絵で、**ちがうところが5つ** あります。
見つけてください。

… 解答は78ページ

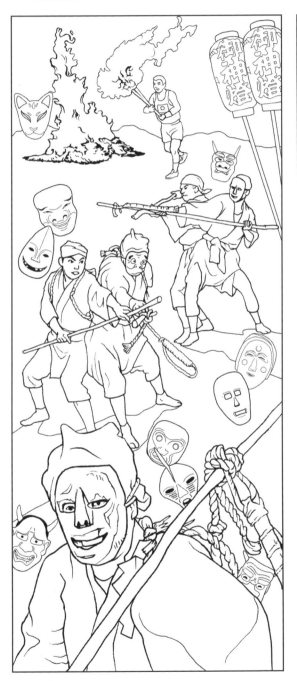
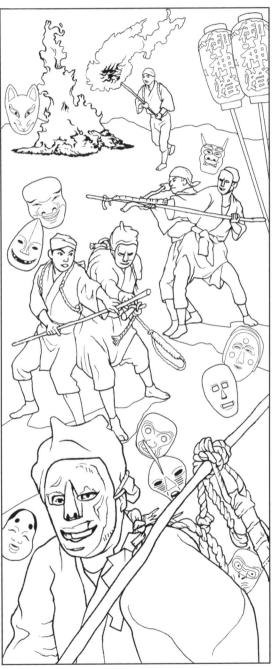

ワンポイントガイド

来歴不明の奇祭。奇怪な木の面をかぶった「ケベス」と白装束の「トウバ（当番の氏子）」が、櫛来社（国東市国見町）の境内で火を巡る攻防を繰り広げます。

「火の粉がかかると無病息災で過ごせるそうですね」

42

ふるさとの祭り **佐賀県 伊万里トンテントン祭り**（いまり）

上の絵と下の絵で、**ちがうところが5つ** あります。
見つけてください。　　　　　　　… 解答は 78 ページ

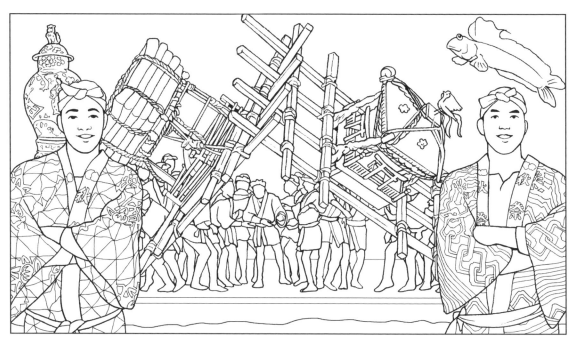

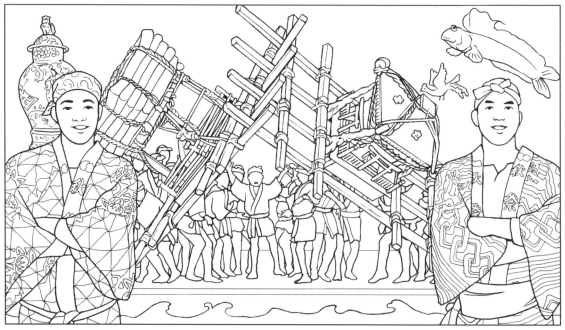

ワンポイントガイド

伊萬里神社（伊万里市）の御神幸祭（ごしんこう）。「トンテントン」と打ち鳴らされる太鼓を合図に、「荒神輿（あらみこし）」と「団車（山車）（だんじり）（だし）」の双方が激しくぶつかり合う勇壮な祭りです。

「荒神輿と団車の組み合いは迫力満点ですね」

年　　月　　日　氏名

ふるさとの祭り **長崎県 精霊流し**（しょうろう）

上の絵と下の絵で、**ちがうところが5つ** あります。
見つけてください。

… 解答は79ページ

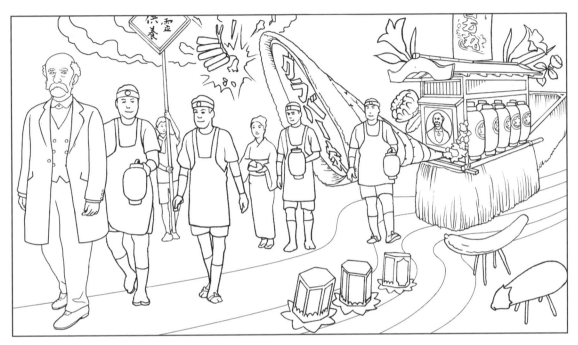

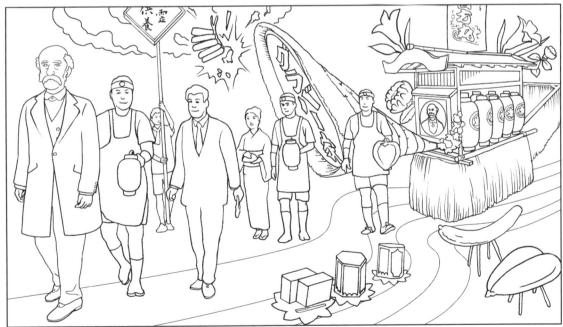

ワンポイント
ガイド

初盆を迎えた遺族が盆提灯（ぼんちょうちん）や造花などで飾った手作りの船を曳きながら街中を
練り歩き、故人の霊を極楽浄土へ送り出す伝統行事。例年8月15日に行われます。

「『ドーイドーイ』の掛け声と爆竹の音が耳から離れませんね」

年　月　日　氏名

ふるさとの祭り **熊本県 八代妙見祭**
やつしろみょうけんさい

右の絵と左の絵で、**ちがうところが5つ** あります。
見つけてください。

… 解答は 79 ページ

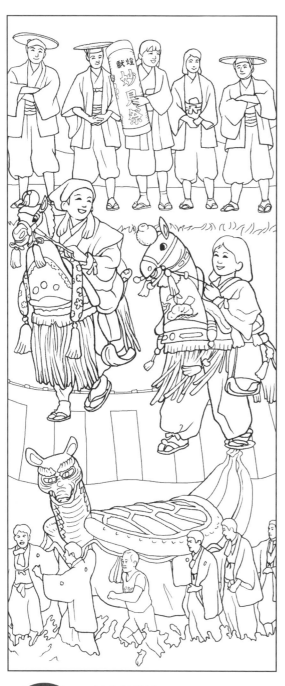
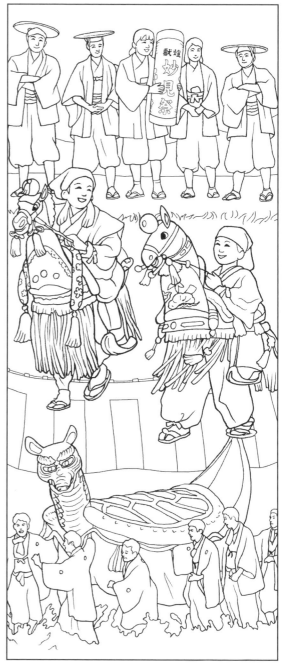

ワンポイント
ガイド

塩屋八幡宮から八代神社へ向かう神幸行列「お上り」が見どころ。獅子や亀蛇(亀
しおやはちまんぐう　　　　　　　　　　　しんこう　のぼ　　　　　　　　　　　　　　　きだ
と蛇が合体した想像上の動物)、多彩な笠鉾などが、神輿とともに練り歩きます。
　　　　　　　　　　　　　　　　かさほこ　　　　　　みこし

「お上りの亀蛇は、八代では『ガメ』と呼ばれるそうですね」

まちがい探し 45

ふるさとの祭り **宮崎県 宮崎神宮大祭**

上の絵と下の絵で、**ちがうところが5つ** あります。
見つけてください。

… 解答は79ページ

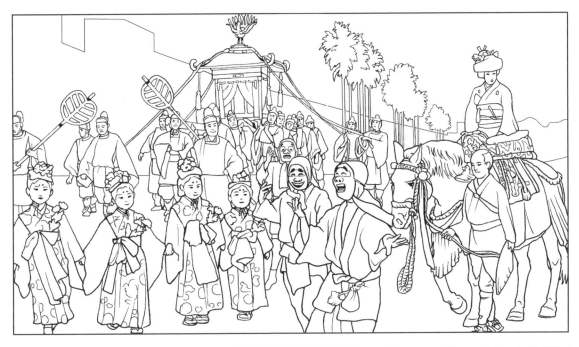

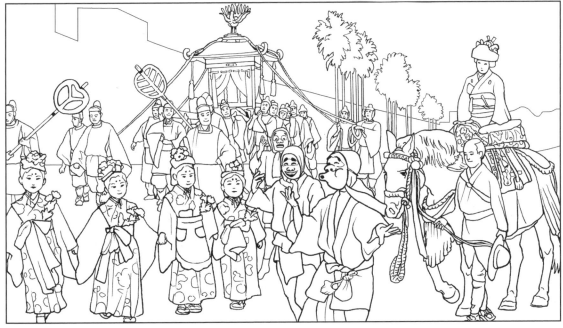

 ワンポイントガイド
獅子舞や流鏑馬（騎射の一種）、花嫁姿の女性を乗せた「シャンシャン馬」などの行列が「ご鳳輦（神輿）」を彩ります。「神武さま」の愛称で親しまれる祭りです。
「シャンシャン馬に乗った花嫁が艶やかですね」

年　　月　　日 ｜ 氏名

ふるさとの祭り　**鹿児島県 せっぺとべ**

上の絵と下の絵で、**ちがうところが5つ** あります。
見つけてください。　　　　　　　… 解答は 79 ページ

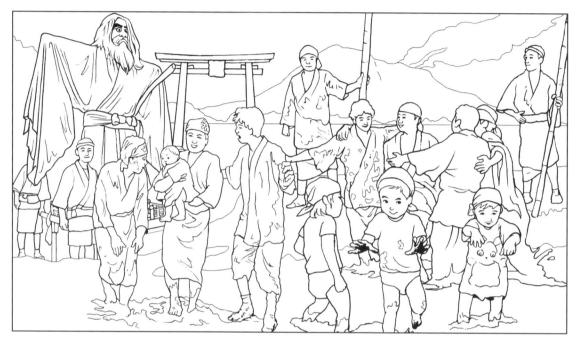

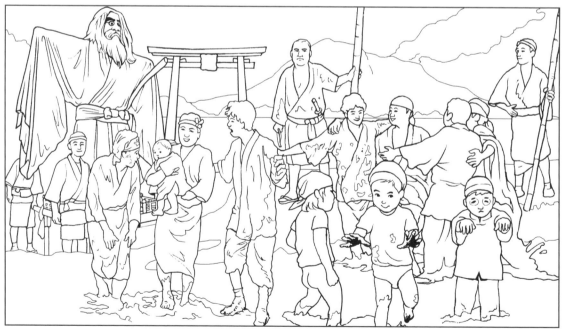

ワンポイント
ガイド

400年以上前から日吉地域に伝わる豊作祈願の祭りで、若者たちが泥まみれにな
って勢いよく飛び跳ねます。「せっぺとべ」は「精一杯跳べ」を意味する鹿児島弁。

「若者たちの『せっぺとべとべ』の掛け声は活気にあふれていますね」

年　月　日　氏名

ふるさとの祭り **沖縄県 沖縄全島エイサーまつり**

右の絵と左の絵で、**ちがうところが5つ** あります。
見つけてください。　　　　　　… 解答は79ページ

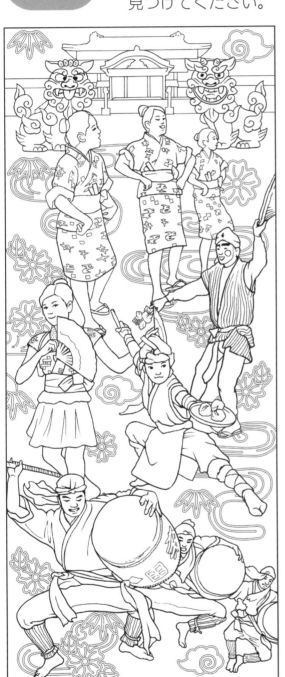
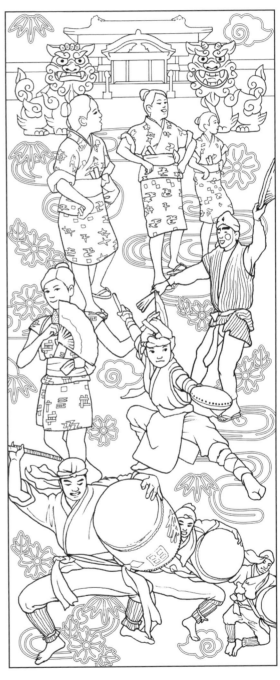

ワンポイントガイド

エイサーは沖縄の伝統芸能の一つで、旧盆の時期に先祖の魂を供養するための踊り。太鼓や三線（弦楽器の一種）、民謡に合わせて華麗な演舞が繰り広げられます。

「太鼓の響きと装束と踊りが印象深いですね」

○PART 7

今日から楽しくできて
効果実感！

脳活習慣 10

~ 脳活習慣 1 ~

新聞一面の大見出しをなぞり書き

【1文字ずつ、ゆっくりと】

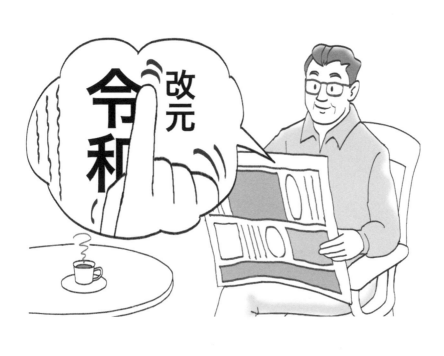

毎日配達されてくる新聞一面の大見出しを、指でなぞり書きしてみましょう。

例えば「令和時代始まる」などの大見出しを、「令」、「和」など、指先でなぞっていきます。なぞりながら、音読しても結構です。新聞の大見出しは、出来事のエッセンスを示しています。大見出しをなぞり書きすることで、世の中に起こっていることを大まかにとらえることができ、時事的な話題が豊富になります。そして、こうした話題は他人とのコミュニケーションを円滑にするので、脳のさらなる活性化につながっていきます。

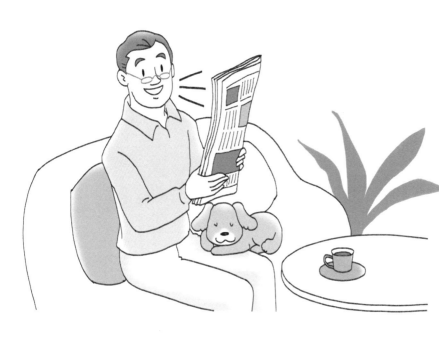

【新聞のコラムを音読する】

「天声人語」「編集手帳」「余録」など、新聞1面のコラムを音読してみましょう。普通に目で読む脳への「入力」に、音読という脳からの「出力」を加えることで、その声が耳からまた脳へ「入力」されていきます。

音読は、脳に対する情報の入出力を一気に増やす効果があります。毎日が難しければ、1週間に1回、1カ月に1回など、できるときに音読するのもいいでしょう。さらには、音読に加えて新聞のコラムをノートに書き写すのも、脳によい刺激を与えます。

~ 脳活習慣3 ~
# 毎日ニコニコする

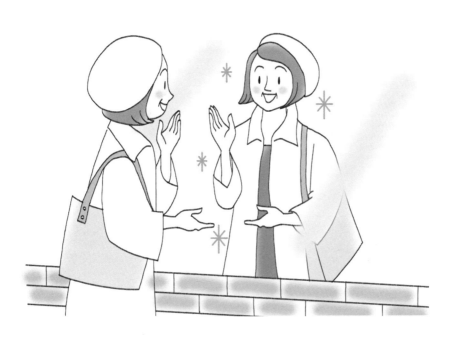

【鏡に向かって、他人に向かって】

　毎日、意識してニコニコしましょう。周囲の人とのおしゃべりの中や、テレビのお笑い番組を見てなど、どんな方法でも構いません。笑顔には脳を効率よく働かせる作用があります。周囲の人に毎日笑顔を向けてみましょう。笑顔を向けられた人の脳も笑顔になって、効率よく、気持ちよく働くようになります。また、トイレに立ったときや、お化粧をするときなど、鏡の中の自分に向かってニッコリと笑いかけてみましょう。たったこれだけの習慣が、あなたの脳を若々しく保ちます。

～脳活習慣4～
まねをする

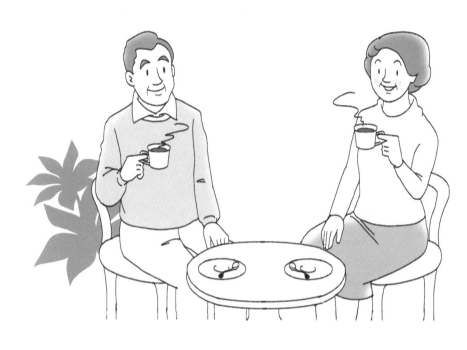

【相手の動作や呼吸をまねる】

向き合って話をしている相手の動作を、さりげなくまねてみましょう。足を組んだら足を組み、コーヒーカップを持ったらコーヒーカップを持ちます。見つめたら見つめ、目を逸らしたらこちらも目を逸らします。相手がニッコリしたら、こちらもニッコリ。慣れてきたら、動作だけでなく、話す速さや間のとり方もまねてみます。相手の呼吸を感じ取って、そのリズムに自分の呼吸を合わせるようにします。すると相手の脳もあなたの脳も似た感じで働くようになり、お互いの感覚や考えが理解しやすくなります。

~脳活習慣 5~
おしゃれをする

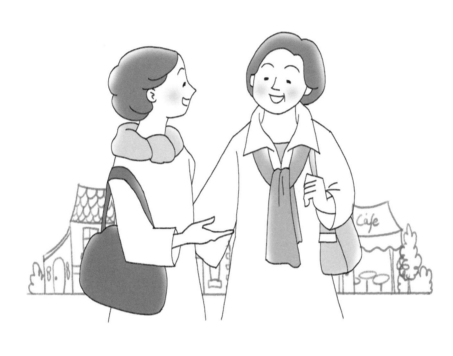

【好きな服を身にまとう】

ファッションやおしゃれに気を使うだけで、脳内でよい変化が起こり、元気になれます。年齢や性別は関係ありません。

好きな服を着て、街に出かけ、さっそうと歩いてみましょう。出かけることがままならない場合は、お化粧をして、好きなアクセサリーや時計などを身につけ、好きな服を着てみましょう。ネックレス、イヤリング、眼鏡、ハンカチーフ、ネクタイ、帽子、何か一つだけでも結構です。

また、他人に見えない下着のおしゃれでもOKです。

～脳活習慣6～

毎日ほめる、ほめ合う

【意識して毎日ほめる、ほめ合う】

ほめられて気持ちがいいとき、脳は効率よく働きます。気持ちいいと感じるとき、脳は自発的に物事を覚え、新たな工夫をしていこうとします。気持ちよさ、楽しさは脳を変えるエネルギーのようなもの。ほめる、ほめ合うことで脳は変わり始めます。困ったときこそ、自分をほめ、家族をほめ、仲間をほめ、ほめ合いましょう。脳はややこしく複雑なシステムで、いちいち指図して変えるのは不可能ですが、お互いにほめる、ほめ合うことで、自発的な変化を促すことができます。

朝日を浴びる

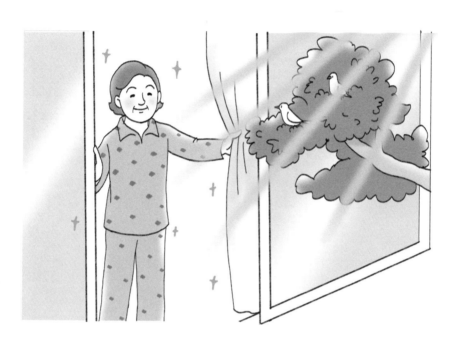

【毎朝、生体リズムをリセット】

　私たちの体はいくつかの体内時計をもっていて、複数のリズムを刻んでいます。その中でもメインの生体リズムは約25時間周期。1日は24時間なので、1時間のズレが生じています。そのままではいずれ昼夜逆転してしまいますが、朝日を浴びることで生体リズムがリセットされています。

　朝、目が覚めたらカーテンや雨戸を開けて、朝日をしっかり浴びましょう。また、朝、顔を洗うことも大切です。ひきこもり気味になると洗顔も面倒になりますが、顔からの刺激は脳を目覚めさせます。

～脳活習慣8～
決まった時間に運動

【朝起きて、夜の入浴前などに】

朝日を浴びるのと同様に、毎日決まった時間に行う運動は、生体リズムを24時間リズムに合わせる上で役立ちます。最も簡単なのはウォーキング。朝、夕方など、1日に合計1万歩のウォーキングを生活の中に組み込んでみましょう。また、運動と同じく、食事も生体リズムを合わせる上で重要な役割をしています。できるだけ一定の時間に食事をとりましょう。結局、昔からよく言われていること、「規則正しい生活」が生体リズムを整え、心身の健康をつくります。

目を閉じて深呼吸

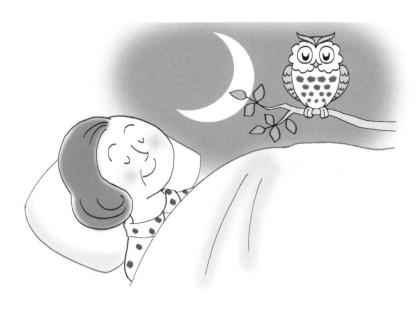

【脳を楽に活動させる方法】

目を閉じると、視覚刺激がなくなって、脳の大半を休ませることができます。特に脳の表面（知性にかかわる部分。主に前頭葉）を休ませて、脳の奥の方（食欲・性欲などの欲求をつかさどり、自律神経をコントロールする部分。主に視床下部）が活動しやすくなります。また、ゆっくりと深呼吸を繰り返すことは、交感神経の活動を抑え、視床下部を休めることにつながります。さらには、脳に酸素がいきわたって活動しやすくなり、お肌がみずみずしくなる効果もあります。

～脳活習慣 10～
子どものころのアルバムを ながめる

【スマホに写真を入れておく】

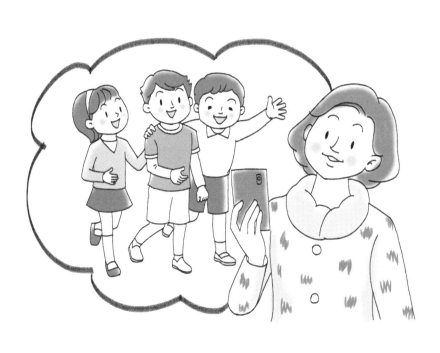

疲れたときや、困難にぶつかったとき、子どものころの好きな写真を眺めてみましょう。過去の楽しい思い出は、脳の中にいい記憶として刻まれていますが、それを思い出すことで、頭の空回り（悪循環）から抜け出すことができます。アルバムは押し入れの中にしまいこまず、時々見返しましょう。あなたの子ども時代の特に気にいっている写真は、心の救急箱のようなものです。大切にしてください。疲れたときにすぐ見ることができるように、スマホや定期入れなどに写真を入れておきましょう。

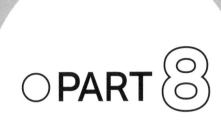

○PART 8

まちがい探し 解答編

まちがい探し 4
秋田県 男鹿ナマハゲ
ナマハゲ

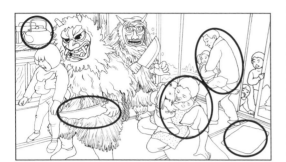

まちがい探し 1
北海道 さっぽろ雪まつり
さっぽろテレビ塔

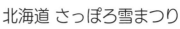

まちがい探し 5
山形県 山形花笠まつり
紅花の花飾り

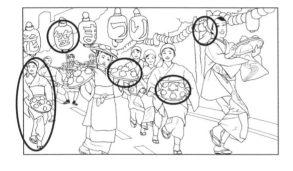

まちがい探し 2
青森県 青森ねぶた祭
山車灯篭、跳人

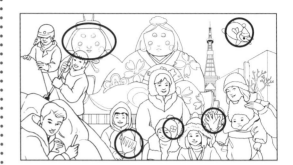

まちがい探し 6
宮城県 仙台七夕まつり
たなばたさん

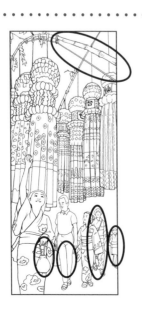

まちがい探し 3
岩手県 盛岡さんさ踊り
和太鼓

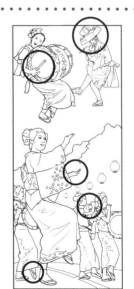

まちがい探し 10

群馬県 湯かけ祭り
くす玉

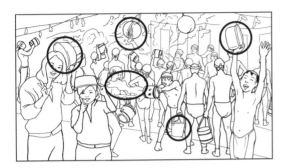

まちがい探し 7

福島県 相馬野馬追
騎馬武者

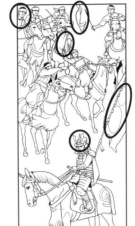

まちがい探し 11

埼玉県 秩父夜祭
花火

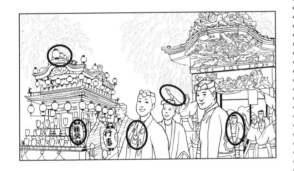

まちがい探し 8

茨城県 撞舞（八坂神社祇園祭）
舞男

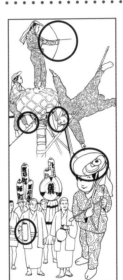

まちがい探し 12

千葉県 佐原の大祭
菅原道真

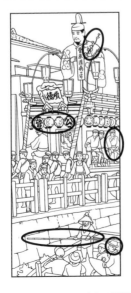

まちがい探し 9

栃木県 間々田のじゃがまいた
竜頭蛇体

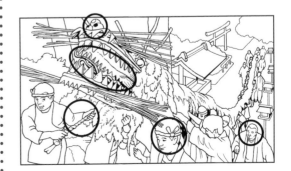

まちがい探し 16
富山県 おわら風の盆
胡弓

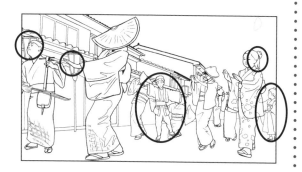

まちがい探し 13
東京都 三社祭
雷門、カッパ

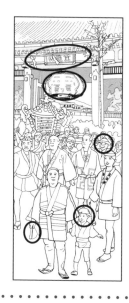

まちがい探し 17
石川県 七尾の青柏祭
九尾の狐

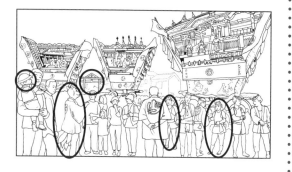

まちがい探し 14
神奈川県 鶴岡八幡宮例大祭（流鏑馬）
流鏑馬

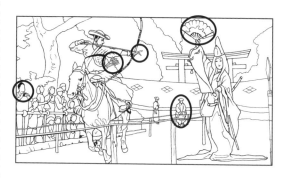

まちがい探し 18
福井県 勝山左義長まつり
お多福

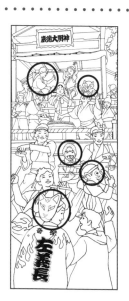

まちがい探し 15
新潟県 長岡まつり
花火

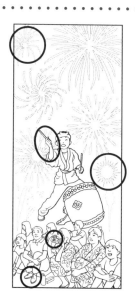

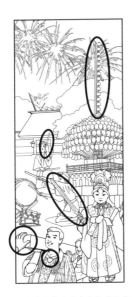

まちがい探し 22

献灯まきわら

愛知県 熱田まつり（尚武祭）

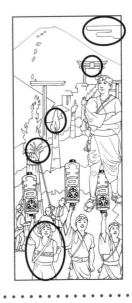

まちがい探し 19

富士山

山梨県 吉田の火祭

まちがい探し 23

岐阜県 郡上おどり

郡上八幡

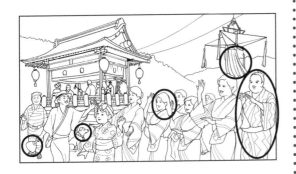

まちがい探し 20

長野県 御柱祭

リンゴ、天狗

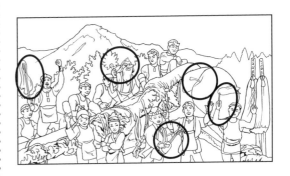

まちがい探し 24

子ども歌舞伎

滋賀県 長浜曳山祭

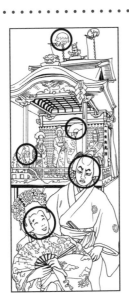

まちがい探し 21

帯

静岡県 島田大祭（帯まつり）

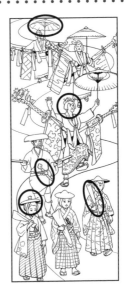

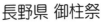

和歌山県 那智の扇祭り（火祭り）

パンダ、シマウマ

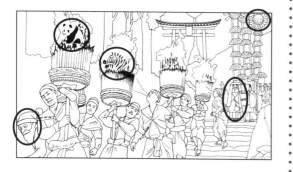

三重県 伊雑宮御田植祭

早乙女、亀

25

大阪府 大阪天神祭（船渡御）

たこやき、ふぐ、えびす、菅原道真

29

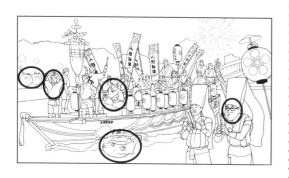

ちまき

京都府 祇園祭

26

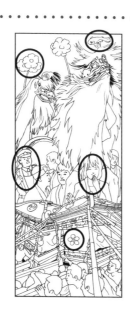

兵庫県 灘のけんか祭り

神輿

30

奈良県 お水取り

松明

27

まちがい探し 34

広島県 管絃祭（厳島神社）

管弦遊び、もみじ饅頭、鹿

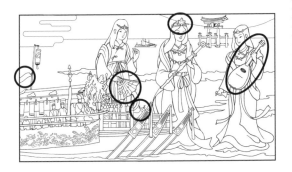

まちがい探し 31

鳥取県 鳥取しゃんしゃん祭

しゃんしゃん傘

まちがい探し 35

山口県 防府天満宮御神幸祭

菅原道真、御網代輿

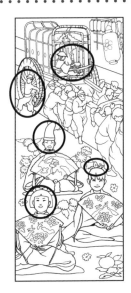

まちがい探し 32

島根県 津和野祇園祭（鷺舞神事）

鷺

まちがい探し 36

徳島県 阿波おどり

タヌキ、ロボット

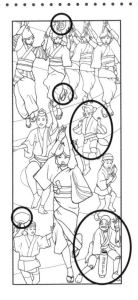

まちがい探し 33

岡山県 裸祭り（西大寺会陽）

宮本武蔵、ジーンズ、桃太郎、福男、
キビダンゴ

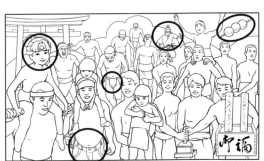

40

福岡県 博多祇園山笠

キュウリ

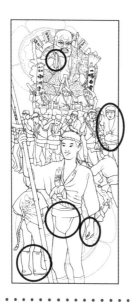

37

香川県 ちょうさ祭

うどん、ソフトクリーム

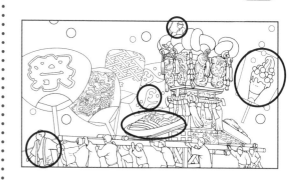

41

大分県 ケベス祭

仮面

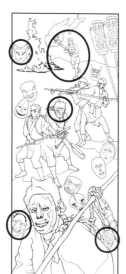

38

高知県 よさこい祭り

オナガドリ

42

佐賀県 伊万里トンテントン祭り

ムツゴロウ、伊万里焼

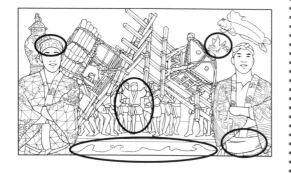

39

愛媛県 新居浜太鼓祭り

みかん、タルト、今治タオル

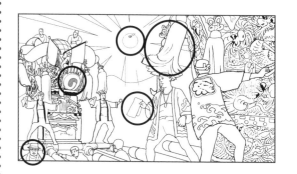

鹿児島県 せっぺとべ

西郷隆盛

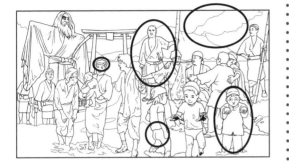

長崎県 精霊流し

グラバー、カステラ、
ホウズキ、カラスミ

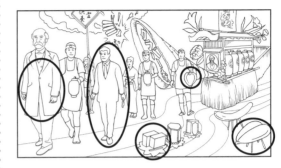

沖縄県 沖縄全島エイサーまつり

サーターアンダギー、シーサー

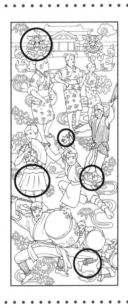

熊本県 八代妙見祭

デコポン、バナナ、金栗四三

宮崎県 宮崎神宮大祭

シャンシャン馬、ひょっとこ

<STAFF>
デザイン　沖中 尚登
イラスト　うかい えいこ
編　　集　斉藤 滋人

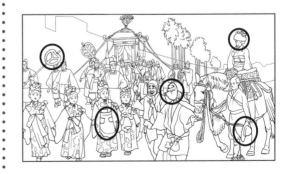

監　修　篠原菊紀（しのはら・きくのり）

脳科学者、公立諏訪東京理科大学・工学部情報応用工学科教授、地域連携研究開発機構・医療介護・健康工学部門長。1960年生まれ。東京大学、同大学院教育学研究科等を経て、現職。専門は応用健康科学、脳科学で、学習時・運動時・遊びの際など日常的な場面での脳活動を調べている。中高年の脳トレや幼児教育、製品・サービス開発のほか、テレビやラジオでも活躍。『ボケない頭をつくる60秒活脳体操』（法研）、『受験生をごはんで応援！合格賢脳レシピ80』（法研）他、著書も多数。

ぬり絵・パズル　杉井洋一（すぎい・よういち）

熊本県生まれ。日本大学芸術学部美術学科卒業後、デザイン会社勤務。1979年㈱アンデルセン設立。商品企画、デザイン、イラストを手がける。93年、独立してフリーランスになり杉井デザインの名称で活動。ペン画の世界遺産のカレンダーシリーズをはじめ、植物、鳥、犬などのイラスト、医療のイラスト、パズル、漫画、刺繍用の魚のデザインイラスト原画作成など、幅広く制作。

脳科学者しのはら先生の

ご長寿 脳活まちがい探し 日本一周 ふるさとの祭り編

令和3年4月26日　第1刷発行

監　　　修　篠原菊紀
ぬり絵・パズル　杉井洋一
発　行　者　東島俊一
発　行　所　株式会社 法 研
　　　　　　〒104 − 8104　東京都中央区銀座1 − 10 − 1
　　　　　　電話03（3562）3611（代表）
　　　　　　http://www.sociohealth.co.jp
編集・制作　株式会社 研友企画出版
　　　　　　〒104 − 0061　東京都中央区銀座1 − 9 − 19
　　　　　　法研銀座ビル
　　　　　　電話03（5159）3724（出版企画部）
印刷・製本　研友社印刷株式会社

0123

小社は㈱法研を核に「SOCIO HEALTH GROUP」を構成し、相互のネットワークにより、"社会保障及び健康に関する情報の社会的価値創造"を事業領域としています。その一環としての小社の出版事業にご注目ください。